Tobias Hohner

Die Florenz-Geschichte
Wie ich die Schizophrenie besiegte

Tobias Hohner

Die Florenz-Geschichte

Wie ich die Schizophrenie besiegte

Rediroma-Verlag

Bibliografische Information der Deutschen Nationalbibliothek:
Die Deutsche Nationalbibliothek verzeichnet diese Publikation in der Deutschen Nationalbibliografie; detaillierte bibliografische Daten sind im Internet über http://portal.dnb.de abrufbar.

ISBN 978-3-98527-459-8

Für Lisa, Tim, Awais und meine Familie

1. Was hat Wolfgang Petry damit zu tun?

„Wahnsinn, warum schickst du mich in die Hölle", heißt es im Refrain des Liedes, das auf keiner guten Schlager-Party fehlen darf. Ich bezweifle zwar, dass Wolfgang Petry in seinem früheren Leben Arzt war oder dass er ein Medizinstudium abgeschlossen hat, bevor er sich voll und ganz der Musik und Bühne widmete. Nichtsdestotrotz trifft „Wolle" damit einen wahren Kern – zumindest in meinem Fall.

In der nächsten Textzeile heißt es: „Eiskalt lässt du meine Seele erfrieren". Von einem Moment auf den anderen verändert sich alles. „Wolle" trifft eine Frau und es ist Liebe auf den ersten Blick. Ich hingegen fahre nach Florenz und plötzlich verändert sich für mich alles.

Ich schreibe diese wenigen Worte von einem zusammengeknüllten Blatt Papier ab, welches ich in meiner Tasche gefunden habe. Es sollte der Anfang meines Buches werden, welches ich damals geplant habe zu schreiben. Zehn Monate liegen zwischen dem Einstieg rund um Wolfgang Petry und dem Schreiben dieser Worte. Vieles ist in dieser Zeit passiert. Durch genauso viele Höhen und Tiefen bin ich gegangen.

„So spielt das Leben", hat meine Mutter immer ganz sachlich gesagt, wenn ich mich schlecht gefühlt habe, „es geht bergauf und bergab.“

Dieses Mal jedoch ging es vom absoluten Höhepunkt in meinem Leben zum absoluten Tiefpunkt. Oder besser: Vom Himmel direkt in die Hölle. Vor wenigen Tagen war ich noch in Florenz, habe meine Bilder in einer renommierten Kunstgalerie ausgestellt und mich von allen anwesenden Gästen feiern lassen. Und dann, ein paar Tage später, sitze ich im Krankenhaus und kritzle ein paar Sätze rund um einen Schlagerstar und wenige unleserliche Notizen auf ein Blatt Papier.

Währenddessen betritt die Krankenschwester das Zimmer mit der nächsten Mahlzeit. Ich sitze gegenüber meinem Zimmernachbarn am Tisch: ein älterer Herr mit grauen Haaren. Er hält mich schon seit dem ersten Tag für wahnsinnig. Er kann wohl nicht verstehen, was genau ich habe. Aber wer kann das schon? Mir selbst sagt auch niemand etwas, was genau ich habe und weswegen ich überhaupt in der Klinik bin.

Dem älteren Herrn reicht die Schwester sein Mittagessen. Mein Zimmernachbar und ich wechseln schon seit Tagen kein einziges Wort miteinander. Kein Wunder, mir fällt schließlich auch das Sprechen schwer. Dann gibt die Schwester mir mein Tablett und schaut mich ganz unverwandt an. „Und das Essen für den Patienten.“

„Der Patient" – wie hört sich das bitte an? Habe ich keinen Namen mehr? Vor ein paar Tagen war ich noch Tobias Hohner, der eigentlich die Zeit seines Lebens in Florenz haben und das mit seinen besten Freunden genießen sollte. Und jetzt bin ich nur noch „der Patient". Die Krankheit, wegen der ich im Krankenhaus bin, bleibt auch lange Zeit namenlos. Jeden Tag ruft meine Mutter auf der Station an und bittet um Auskunft des Chefarztes. Jedes Mal wird sie auf später vertröstet.

„Wir müssen noch einiges abklären", bekommt sie stets als Antwort.

„Wir wissen es noch nicht", heißt es weiterhin.

Bei mir, „dem Patienten", kommen genauso viele Informationen an wie bei meiner Familie und meinen Freunden. Gar nichts. Bin ich hier bei Harry Potter? Die Krankheit, deren Name nicht genannt werden darf, oder so ähnlich. Dabei reicht nur ein kurzes Eintippen meiner Symptome bei Doktor Google. Ich weiß, das sollte ich eigentlich nicht machen, schließlich kommt dann immer „Krebs" als erstes Suchergebnis heraus. Oder „ein Wunder, dass Sie noch am Leben sind". Aber was bleibt mir anderes übrig? Also gebe ich ein, was ich und die Menschen in meinem Umfeld an mir beobachten: eine Art Tick-Störung. Ich schnipse unkontrolliert mit den Fingern oder fange plötzlich aus dem Nichts an zu pfeifen. Ich bekomme keine ganzen Sätze raus, da sie ständig von irgendwelchen Schmatzgeräuschen unterbrochen werden. Das ist nicht zuletzt auch der Grund, warum ich während dieser Zeit im Krankenhaus kein richtiges Gespräch mit anderen Menschen führen kann. Manchmal fange ich ohne jeglichen Grund an zu lachen und gerate in regelrechte Lachkrämpfe. Kein Wunder also, dass mein Zimmernachbar mich für irre hält und an meinem ersten Tag in der Klinik mir gegenüber den Scheibenwischer macht.

Dann sind da noch die Wahnvorstellungen. Ich stelle meine Realität infrage. Ständig frage ich meine Freunde und Familie, ob das alles „real" ist. Ich denke, dass all das vielleicht nur ein Traum ist, aus dem ich nur aufwachen muss.

Nichtsdestotrotz soll es noch weitere zwei Wochen dauern, bis ich endlich eine anständige und offizielle Diagnose bekomme. Zwei Wochen, in denen ich und meine Angehörigen in weiterer Ungewissheit leben müssen, was mit mir los ist. Und als sie kommt, die Diagnose, dann nur ganz beiläufig an einem Wochenende von einer Schwester, während eines Anamnese-Gesprächs. Ein Arzt war offenbar nicht imstande, mir eine Diagnose zu geben. Ich bin kein Experte, aber ist die Anamnese nicht das erste Befragungsgespräch bei einem Arzt, bei dem Symptome und die Vorgeschichte einer Erkrankung abgeklärt werden? Warum muss ich das jetzt machen, nachdem jeder Arzt mich schon gefühlt zehn Mal befragt hat?

„Herr Hohner, Sie hatten eine Psychose", sagt die Schwester schließlich, nachdem ich den Fragebogen ausgefüllt habe, „es war offensichtlich".

Ein Satz wie eine Bombe, die geplatzt ist. Wenn das so offensichtlich gewesen ist, warum konnte mich dann nicht vorher jemand darüber informieren?

„Aber eine Schizophrenie müssen wir ausschließen, das ist zu krass für Sie", meint die Schwester weiter.

Da bin ich ja beruhigt. Nach drei Wochen Klinikaufenthalt hat das Kind endlich einen Namen: Psychose. Und das Suchergebnis, was mir Google ausgespuckt hat, hat sich ebenfalls nicht bewahrheitet. „Schizophrenie ist zu krass für Sie", hat die Schwester gesagt.

Also alles gut. Fürs erste.

2. Perfekt

Ich hatte schon immer das Gefühl, dass alles perfekt sein muss. Wenn ich in der Schule einen Aufsatz schreiben musste, habe ich Stunden daran gearbeitet, damit jeder Satz bis aufs kleinste Detail stimmte. Als ich anfing, für eine Tageszeitung zu arbeiten, hat sich daran nicht viel geändert. Jeden Artikel ging ich mit viel Sorgfalt und Mühe an. Und mit einer Prise Perfektionismus, welcher auf der einen Seite für gute Arbeiten sorgte, mich auf der anderen Seite aber auch ziemlich unter Druck setzte.

Als ich 21 Jahre alt war, haben sich meine Eltern scheiden lassen. Wenn ich mich genau daran erinnere, habe ich allerdings weniger darunter gelitten, dass meine Eltern jetzt getrennt waren. Vielmehr haben mich die Jahre vorher belastet. Jeden Tag von der Schule nach Hause zu kommen und nicht zu wissen, wann der nächste Streit ausbrechen würde … Jede Kleinigkeit, jeder Fehltritt konnte Anlass dafür sein. Manchmal stimmte das Mittagessen nicht, manchmal der Sitzplatz in einem Theaterstück. All diese Kleinigkeiten konnten alles aus den Fugen springen lassen.

Ich werde nie das Gespräch mit meinem Vater vergessen, als er zu mir ins Zimmer kam, um mit mir unter vier Augen zu sprechen. Seine Augen waren noch glasig von all den Tränen, die er in der Zeit vergossen haben musste. Wir redeten über die bevorstehende Scheidung und auf welcher Seite ich mich befände.

„Ich bin auf keiner Seite", habe ich immer wiederholt.

Und das war auch die Wahrheit. Beide, Mama und Papa, haben sich in dieser Zeit nicht einwandfrei verhalten. Wie konnten sie auch, in einer so aufreibenden Situation? Ich wollte nur, dass das alles so schnell wie möglich vorbei war und ich nicht mehr die Angst haben musste, dass sie sich wieder streiten.

Deswegen erinnere ich mich noch deutlich an die Worte, mit denen ich das Gespräch in meinem Zimmer endete: „Lass sie gehen", sagte ich.

Mein Vater war am Boden zerstört, genauso wie meine Mutter während dieser Zeit. Kurz darauf wurde die Scheidung eingereicht. Ich saß da, ohne Elternteil, zu dem ich mich mehr hingezogen fühlte. Anders als meine zwei Schwestern, die sich eindeutig in Richtung Mutter positionierten. All das sorgte dafür, dass das nicht wirklich mein Jahr war. Abgesehen von der ganzen Situation rund um die Trennung stand ich ohne Ausbildung da. Mein Fremdsprachenstudium hatte ich nach drei Semestern abgebrochen. Das war eine Art Kombistudiengang, bestehend aus Englisch, Spanisch und

Betriebswissenschaft.

Letzteres hat mir das Genick gebrochen. Wie bin ich auf die Idee gekommen, mich in einen Wirtschaftsstudiengang einzuschreiben, wenn ich im Abitur selbst fünf mal fünf in den Taschenrechner eingeben musste? Damals war ich noch auf dem Trichter, etwas Pragmatisches zu studieren, um dann später einen gut bezahlten Job zu bekommen. Schließlich bewahrheitete sich genau das, was ich während dieser Zeit stets im Gefühl hatte: Wenn du keinen Spaß an etwas hast, brichst du es irgendwann ab. Aber später ist man immer schlauer.

Nachdem ich mein Studium abgebrochen hatte und sich meine Eltern getrennt hatten, ließ ich mich wegen Depressionen in eine psychiatrische Klinik einweisen. Mir fehlte lange Zeit der richtige Lebensinhalt. Ich wusste nicht, was ich mit meinem Leben anfangen sollte. Viele Nächte lag ich wach in meinem Bett und grübelte über alles nach, was gerade falsch in meinem Leben lief. Mich professionell in einer Klinik behandeln zu lassen, schien mir der einzige richtige Schritt zu sein.

Meine Eltern besuchten mich dort getrennt voneinander, beide wieder mit neuen Lebenspartnern an ihrer Seite. Der Klinikaufenthalt war eine Erfahrung, die mich um einiges stärker gemacht hat. Dort erkannte ich auch, wer an meiner Seite steht und wer mich unterstützt, obwohl, oder gerade weil, es mir nicht gut ging.

„Wer dich hier nicht unterstützt, auf den kannst du pfeifen", gab mir mein Vater als Ratschlag auf einem unserer vielen Spaziergänge über das Gelände, „hier zeigt sich erst, wer deine wahren Freunde sind."

Viele Freunde hatte ich zu dem Zeitpunkt nicht, weswegen sich die Besuchszahlen hauptsächlich auf meine Eltern beschränkten. Ein einziges Mal besuchte mich ein Freund. Gegen ihn spielte ich eine Runde Schach auf einem großen Feld mit Figuren, die man hin- und hertragen konnte. Das Feld war draußen auf dem Gelände angelegt in einem kleinen Park, in dem ich mich während meines Aufenthaltes in der Klinik oft aufhielt. Dann feilten wir gemeinsam an einer Kurzgeschichte über eine gescheiterte Sängerin im Hollywood der 40er Jahre, die ich bei einer Preisausschreibung einreichte. Wir genossen das Wetter und unterhielten uns.

„Meinen großen Respekt, dass du das durchziehst und offen damit umgehst", meinte mein Freund, während wir uns auf einer Bank das Gesicht sonnten.

Mit „damit" meinte mein Freund die Depressionen, die mich zu diesem Zeitpunkt das Leben nicht in vollen Zügen genießen ließen. Was er sagte, gab mir in dem Moment viel Kraft. Kraft, die ich gebrauchen konnte, um gegen die Krankheit ankämpfen zu können. Ich bin froh, aus einer Generation zu stammen, die offener mit geistiger Gesundheit umgeht als noch die Generationen vorher. Depressionen sind mittlerweile anerkannter in der Gesellschaft, als sie es noch vor Jahrzehnten gewesen sind. Nicht, dass es Depressionen früher nicht gegeben hätte, aber ich habe dafür als Beispiel stets meinen Papa, der nie müde wurde zu erwähnen: „Früher haben wir uns da meistens durchgekämpft und haben uns nichts anmerken lassen." Gute Miene zum bösen Spiel machen und ja keine Schwäche durchblicken lassen, war stets seine Marschroute.

Was ich jedoch meinem Papa und den meisten Menschen in meinem Umfeld verheimlicht habe, selbst den Ärzten, ist etwas, was mir schwerfällt zu beschreiben. Es ist eine Art körperliches Gefühl, kein Schmerz, vielmehr eine Form von Taubheitsgefühl oder Kribbeln. Ein Kribbeln in der linken Gesichtshälfte, welches manchmal in den Nacken hinausstrahlt. Dieses Kribbeln verband ich viele Jahre lang mit Depressionen. Wenn mich jemand gefragt hätte, wie sich Depressionen physisch für mich anfühlen, hätte ich dieses Gefühl beschrieben. Es hat genervt, mich beim Denken gestört und mich viele Jahre lang geplagt.

Meine Zeit in der Klinik bestand aus nichts anderem als dem Schachspiel gegen meinen Freund, Spaziergängen, Gesprächen mit Psychologen und vielen Gelegenheiten, über mich und meine Probleme nachzudenken.

Das Wichtigste für meinen Heilungsprozess war jedoch eines: die Ergotherapie. Ein eigenes Gebäude auf dem Klinik-Gelände war für die Therapie angelegt. Zweimal in der Woche durfte ich dorthin und an verschiedenen Projekten arbeiten, die angeboten wurden. Dazu gehörte beispielsweise das Anfertigen von Holzarbeiten, das Flechten von Körben oder das Ausmalen von Mandalas. All das sollte dazu beitragen, den Verstand abzuschalten und sich auf ein Projekt zu konzentrieren. Ziel einer Ergotherapie ist es, dass die Patienten anhand konkreter Aufgaben Produktivität und Selbstversorgung lernen. Was mir jedoch am meisten geholfen hat, war, dass ich dadurch an meinem Perfektionismus arbeiten konnte. Für meine erste Therapiestunde schnappte ich mir Farben, Leinwand und Pinsel und fing an, ein Gemälde zu malen. Ich wusste jedoch zu dem Zeitpunkt noch nicht, dass dadurch eine große Leidenschaft in mir entfacht wurde. Und dass ich darin genau den Lebensinhalt finden sollte, der mir vorher gefehlt hatte.

3. Fluch oder Segen

Für Kunst schlug schon lange ein großer Teil meines Herzens: In der siebten Klasse zeichnete ich Comics von meinen Lehrern, die als Superhelden verkleidet waren. Darin kämpfte der Geschichtslehrer als Superman verkleidet gegen den Mathelehrer als Batman, um herauszufinden, wer der Stärkere von den beiden war. Als ich die Comics meinen Mitschülern zeigte, merkte ich zum ersten Mal, dass sich andere Menschen für meine Kunst interessierten. Nachdem ich mit meinen Zeichnungen fertig war, verkaufte ich meine Werke dann auf dem Schulhof. Natürlich so, dass sie keinem Lehrer in die Hände fallen konnten. Das wäre eine spannende Geschichte im Lehrerzimmer geworden, wenn sie sich darüber ausgetauscht hätten. Es wäre zwar lustig gewesen, ihre Reaktion zu sehen, wenn sich manche Lehrer als Spiderman oder Wonderwoman wiedererkannten, aber kurz darauf hätte ich wahrscheinlich eine Standpauke oder gar einen Verweis dafür bekommen. Deswegen lief das alles erstmal top secret ab.

Nichtsdestotrotz war dies das erste Mal, dass ich merkte, dass Menschen sogar Geld dafür ausgeben würden, meine Kunst zu sehen. Gezeichnet habe ich zwar schon vorher – meistens Gesichter meiner Familie oder Freunde – aber das mit den Comics war zu dieser Zeit etwas Besonderes für mich.

Nach der Trennung meiner Eltern entschied ich mich, zu meiner Mutter zu ziehen. Das war noch bevor ich mich in einer psychiatrischen Klinik behandeln ließ. Wir zogen in das Haus, in dem meine Mutter aufgewachsen war und welches wir vor der Scheidung an einen Schreiner weitervermietet hatten. Der hatte sich im Keller eine kleine Werkstatt eingerichtet für seine Holzarbeiten. Als ich mit meiner Mutter und meinen beiden Schwestern dort einzog, musste der Schreiner all das räumen.

Der Keller stand also zur freien Verfügung. Ich weiß nicht genau, was mich dazu inspirierte oder wie ich auf die Idee kam, aber irgendwie sah ich mich in diesem heruntergekommenen, nur von einer kleinen Glühbirne erleuchteten Keller mit Farbe herumspritzen, Leinwände bemalen und Kunstwerke erstellen. Vor meinem inneren Auge sah ich mich wie Jackson Pollock Farbe auf die Leinwand tropfen lassen oder wie Willem de Kooning spontane Formen malen. Von dieser Idee begeistert, kaufte ich mir Farben, Pinsel und Leinwände und richtete mir in diesem Keller ein kleines Atelier ein. Das war der kreative Output, den ich zu dem Zeitpunkt in meinem Leben brauchte.

Während ich mich eines Abends an meinem ersten abstrakten Acryl-Gemälde versuchte, kam meine Mutter in den Keller, um nachzusehen, was ich dort machte. Als sie mein fertiges Werk sah, machte sie große Augen und sagte: „Wow, das sieht richtig gut aus. Du bist ein echter Künstler."

Damals tat ich das noch als das typische Kompliment meiner Mutter ab, die, egal, wie schlimm meine Arbeiten auch aussahen, trotzdem immer noch lobende Worte fand. Aber ich selbst war auch mit dem Ergebnis zufrieden. Ich merkte zum ersten Mal, wie mir das Malen abstrakter Gemälde eine gewisse Freiheit gab. Eine Freiheit, meinen Gefühlen auf der Leinwand Ausdruck zu verleihen. Wenn ich mich traurig fühlte, entstanden eher dunkle und wüste Bilder. Wenn ich mich hingegen glücklich fühlte, entstanden bunte und farbenfrohe Gemälde.

Den Schritt zum realistischen Malen wagte ich dann in der Klinik. Bis dahin bestanden meine Bilder hauptsächlich aus einem Spiel mit Formen und Farben. Nun wagte ich mich zum ersten Mal an ein Porträt aus Acryl-Farben heran. Daran habe ich fast meinen gesamten Klinikaufenthalt gearbeitet – also circa einen Monat lang. Jedes Detail des Gesichtes, welches ich vorher mit Bleistift skizzierte, arbeitete ich sorgfältig heraus. Der Perfektionismus und ich, wir werden uns wahrscheinlich niemals trennen. Aber nicht zuletzt auch deswegen entstand ein Bild, welches bei der Ergotherapie für großes Staunen sorgte.

„Das ist wirklich beindruckend", meinte an meinem letzten Tag eine der Mitarbeiterinnen der Ergotherapie zu mir, nachdem sie sich mein Bild betrachtet hatte, „machen Sie auf jeden Fall weiter mit der Kunst. Sie haben echtes Talent".

Nach meinem Aufenthalt in der Klinik änderte sich einiges in meinem Leben. Ich verließ das Haus meiner Mutter und zog in meine erste WG, um das Studentenleben besser genießen zu können und auch ein paar neue Freunde zu machen, von denen ich bis zu diesem Zeitpunkt nicht viele hatte. Dort ging es dann auch fleißig weiter mit dem Malen. Die fertigen Bilder stellte ich auf Instagram und Facebook.

Meiner Vorstellung, wie Jackson Pollock über unfertige Gemälde auf dem Boden zu steigen und Farbe darauf tropfen zu lassen, kam ich ziemlich nahe. Zwar möchte ich mich keineswegs mit Jackson Pollock vergleichen und bis heute habe ich kein einziges sogenanntes Drip-Painting in dieser Art fertiggestellt, durch die er berühmt geworden ist. Aber aufgrund der Größe meines Zimmers konnte ich nichts anderes, als über fertige und unfertige Gemälde zu steigen, die sich in meinem 10-Quadratmeter-Raum türmten. Manche von ihnen waren gefühlt sogar größer als das Zimmer selbst.

Ich änderte im Lauf der Zeit meinen Stil mehrmals – von bunten Landschafts-Gemälden bis hin zu realistischen Porträts. Bis spät in die Nacht arbeitete ich wie ein Besessener an neuen Kunstwerken. Je später es in der Nacht wurde, umso kreativer fühlte ich mich. Während dieser Zeit vernachlässigte ich auch sehr meinen Schlaf. Mein Schlafrhythmus verschob sich immer mehr dazu, nachts bis zwei Uhr aufzubleiben und an mehreren Gemälden gleichzeitig zu arbeiten, um dann um sieben Uhr morgens wieder direkt weiterzumachen. Ich war so ergriffen von dem Verlangen zu malen und meine Werke anderen Menschen zu präsentieren. Auch wenn dies bedeutete, bis spät in die Nacht zu malen, nahm ich das gerne in Kauf. Während einer dieser langen Nächte war es auch, als ich eine recht unerwartete Nachricht erhielt.

4. Eine unerwartete Nachricht

„Schau mal, sieht das aus wie eine Fake-Nachricht?", fragte ich Lisa, meine Mitbewohnerin, die auf dem Sofa lag und etwas auf ihrem Handy nachschaute.

Ich selbst hatte auch mein Smartphone in der Hand und staunte über die Nachricht, die ich darauf bekommen hatte. Ich hatte gerade an einem neuen Gemälde gearbeitet, als sie plötzlich auf meinem Handy aufpoppte. Ich legte daraufhin Farbe und Pinsel zur Seite. Die wenigen Worte, die ich auf meinem Handy immer wieder rauf und runter las, hatten gerade meine volle Aufmerksamkeit. Ich erhielt sie auf Instagram, kurz nachdem ich zu Neujahr ein neues Bild von mir gepostet hatte. Es war wieder ein Frauenporträt, wie ich sie zu dieser Zeit häufiger produzierte. Ich veröffentlichte es mit der Bildbeschreibung: „Gerade fertig geworden. Ich hoffe, dass 2020 das beste Jahr eures Lebens sein wird."

Zu diesem Zeitpunkt war ich noch guter Hoffnung, dass 2020 das Jahr sein würde, in dem ich meine Leidenschaft auf ein nächstes Level heben würde. Bisher hatte ich schon ein paar meiner Gemälde verkauft. Ich erhoffte mir, dass sich im neuen Jahr umso mehr Menschen für meine Kunst interessieren würden. Die Nachricht, die ich erhielt, sollte genau der Startschuss für meine weitere Karriere als Künstler werden, sofern sie natürlich authentisch war.

„Schau mal, ob es die Galerie wirklich gibt", antwortete Lisa.

Ich ging auf den Account des Absenders. Es handelte sich um einen Galeriebesitzer aus Florenz. Er wollte für Anfang des Jahres eine Gemeinschaftsausstellung zum Thema „Weiblichkeit in der Kunst" auf die Beine stellen. Endlich zahlte es sich aus, dass ich in meinen Gemälden oft Frauen abbildete, dachte ich. Eine Ausstellung in Florenz war in meinem Kopf der nächste Schritt gewesen. Ich malte mir aus, wie das das nötige Sprungbrett für weitere Ausstellungen und Aufträge sein würde.

Meinem Traum, ein erfolgreicher Künstler zu werden, würde ich dadurch ein Stück näherkommen. Zwar hatte ich bisher schon an Kunstausstellungen teilgenommen, jedoch fanden diese lediglich in kleinen Städten und Dörfern statt. In einer großen Kunststadt wie Florenz auszustellen, war für mich in dem Moment fast zu schön, um wahr zu sein. Nachdem wir beide im Internet recherchiert hatten, sagte Lisa: „Sieht ziemlich authentisch aus."

Dann schauten wir uns beide an und Lisa sagte genau das, was ich auch in diesem Moment dachte: „Das wäre einfach nur mega!"

Also schickte ich dem Besitzer eine Nachricht, dass ich an der Ausstellung interessiert wäre. Dann sandte ich ihm alle weiteren Kontaktdaten, die er für das Aufsetzen eines Vertrages benötigte. Indes ging ich schon in meinem Kopf durch, welche Kunstwerke ich mit nach Florenz nehmen würde.

Als ich den fertigen Vertrag vom Besitzer bekommen hatte, buchte ich einen Mietwagen und kümmerte mich um die Unterkunft: ein schickes kleines Loft im Zentrum von Florenz. Ungefähr einen Monat später fuhren wir los nach Italien.

Ich hätte mir für diesen Trip keine bessere Begleitung vorstellen können als meine drei besten Freunde Tim, Awais und Lisa. Tim und Lisa waren meine Mitbewohner, Awais lernten wir drei über eine studentische Organisation kennen. Ich fuhr mit ihnen zusammen und fünf hübschen Frauen (allesamt im eleganten schwarz-weißen Stil), die ich morgens in den Kofferraum des Leih-SUVs packte, nach Florenz. Die Tage davor hatte ich ziemlich schlecht geschlafen. Oder besser gesagt: Schlaf war mir in dieser Zeit fast wie ein Fremdwort. Einerseits war ich sehr aufgeregt, was mich in Florenz erwarten würde, andererseits musste ich in kürzester Zeit noch zwei Gemälde produzieren, die ich unbedingt mit mir nach Italien nehmen wollte. Der Galeriebesitzer stellte mir für die Ausstellung vier Meter Breite zur Verfügung, die ich mit Bildern füllen konnte. Ein bisschen fehlte mir dazu noch, weswegen ich weitere Gemälde anfertigte. Die Reise selbst startete für mich also schon ziemlich überarbeitet. Ich wollte, dass alles perfekt wird. Alles musste passen – der Perfektionismus in mir ließ grüßen.

Die Fahrt verlief zum Glück sehr unproblematisch. Wir übernachteten auf halber Strecke bei Lisas Onkel in Österreich und kamen am nächsten Tag gegen Abend in Florenz an. Wir stellten unser Gepäck in unserem Loft ab. Es war eine sehr künstlerisch eingerichtete Wohnung mit Gemälden, die Audrey Hepburn in schwarz-weiß zeigten – fast wie ein Gemälde von mir. Daraufhin brachten wir die fünf hübschen Frauen, die ich gemalt hatte, zur Galerie, die unweit der berühmten Kathedrale gelegen war. Vor dem Eingang der Galerie lernte ich dann den Besitzer persönlich kennen.

Obwohl manche Klischees nur Klischees bleiben, merkte ich beim Treffen mit dem Besitzer, dass einige jedoch einen wahren Kern besitzen. Während der Fahrt scherzten wir ab und zu über die Ausdrucksweise und das Verhalten der Italiener. Dass sie sehr ausufernd reden würden und dabei stets mit einer Hand gestikulieren: so, dass Finger und Daumen sich berühren. Der Galeriebesitzer tat genau das. Er war mir auf Anhieb sympathisch.

Wir unterhielten uns auf Englisch über Kunst, die kommende Ausstellung und meine Arbeiten. Arbeiten, die ich in der Galerie aus ihrem Karton auspackte und mit dem Galeriebesitzer zusammen an einer leeren Wand neben dem Eingang aufhängte.

„Die machen sich bestimmt gut hier", sagte der Besitzer und platzierte sie zu den Werken, die bereits von anderen Künstlern in dem großen Saal hingen.

Sie zeigten, wie das Motto der Ausstellung es verlangte, stets Frauen. Von Bleistiftzeichnungen, über Öl- und Acryl-Arbeiten war alles dabei, was das Kunstherz höherschlagen ließ. Als wir fertig mit dem Aufhängen meiner Bilder waren, reichte mir der Besitzer die Hand und sagte: „Wir sehen uns übermorgen."

In zwei Tagen war die große Eröffnung. Bis dahin blieb uns noch genug Zeit, um die Stadt zu erkunden. Florenz war für mich wunderschön. Wahrzeichen wie der Duomo oder die Ponte Veccio, die sich über den Fluss Arno erstreckte, waren echte Blickfänge. Was mich jedoch am meisten begeisterte, war die Tatsache, dass Florenz so derartig Kunst atmete wie keine andere Stadt, die ich vorher besucht hatte. In jeder kleinen Gasse befanden sich Kunstgalerien. Straßenkünstler hatten um die verschiedenen Sehenswürdigkeiten herum ihr Lager aufgeschlagen und malten bedeutende Gebäude und Plätze.

„Irgendwann bist du bestimmt auch einer von ihnen, Tobi", sagte Awais scherzhaft und deutete auf ein paar der Maler, die an ihren Kunstwerken arbeiteten.

Da hätte ich nichts dagegen, dachte ich mir. Zwar war ich mir nicht sicher, inwiefern diese Menschen von ihrer Kunst leben konnten, nichtsdestotrotz versprühten sie eine gewisse Freiheit, die ich beneidenswert fand. Die Freiheit, das zu tun, was ihnen Spaß machte und was sie gut konnten. Und wenn diese Freiheit ihnen sagte, sich an ein Ende der Ponte Veccio zu setzen und Gemälde von ebenjener Sehenswürdigkeit anzufertigen, während Scharen von Menschen an ihnen vorbeiliefen und ihre Werke bestaunten, dann war das gut so. Auch wenn sie am Ende des Tages keinen Cent verdient hatten. Aber trotzdem taten sie das, wofür sie ein Talent hatten.

Irgendwo mussten diese Menschen glücklich sein, dachte ich mir. Ich wäre es zumindest, wenn ich meine Berufung gefunden hätte.

Noch war ich allerdings kein Straßenkünstler, sondern stellte meine Werke bald in einer renommierten Kunstgalerie aus. Viele Besucher würden kommen und sich meine Bilder anschauen. Ich war zu dem Zeitpunkt schon etwas nervös, wie die ganze Eröffnung sich abspielen würde. Ich kam dann aber zu dem Schluss, dass ich überhaupt keine Angst zu haben brauchte, denn bestimmt würde ich nichts anderes machen müssen, als mich neben meine Gemälde zu stellen, zu grinsen und für Fotos zu posieren. Mein Verstand redete mir das dauerhaft ein, dass ich mir keine Sorgen zu machen brauchte. Das Kribbeln in meinem Kopf wurde immer stärker und sagte jedoch etwas anderes: Meine Anspannung stieg. Ich ließ mir davon aber nichts anmerken und setzte die Reise fort, als ob nichts wäre.

Am zweiten Tag besuchten wir die Stadt Pisa. Außer dem Schiefen Turm beeindruckte mich jedoch herzlich wenig daran. Mir fielen vor allem die vielen Touristen auf, die sich darum scharten, um ein Bild aus der perfekten Perspektive zu schießen: so, dass es aussah, als hielte die jeweilige Person den Turm in der Hand oder als würde sie sich dagegen lehnen. Auf so einen Spaß ließen wir vier uns nicht ein. Obwohl tatsächlich ein Bild existiert, auf dem ich die Arme ausbreite und versuche, den Schiefen Turm in der Hand zu halten. Leider stand ich dafür viel zu weit weg von der Position, die für die Perspektive notwendig war.

Es sollte nicht das letzte Mal auf dieser Reise sein, dass ich völlig neben mir stand. Das passierte am nächsten Tag auf eine ganz andere Weise.

5. Die Ausstellung

Je näher die Ausstellung rückte, umso angespannter wurde ich. Langsam bemerkten auch meine Freunde meine wachsende Nervosität.

„Du wirkst aufgeregt, Tobi", meinte Awais zu mir, als wir uns auf dem Weg zur Ausstellungs-Eröffnung begaben.

In solchen Situationen war meine Strategie bisher immer gewesen, mir nichts anmerken zu lassen. Doch je näher die Vernissage rückte, umso weniger konnte ich meine Aufregung kaschieren. Ich merkte, wie mein Körper zu zittern begann. Meine Stimme bebte, wenn ich etwas sagte.

„Ach Quatsch, mir geht es gut", antwortete ich Awais unruhig.

Was anschließend passierte, weiß ich nur noch bruchstückhaft aus meinen Erinnerungen oder aus den Erzählungen meiner Freunde. Als ich die Galerie betrat, war ich wie im Tunnelblick und konnte äußere Reize nicht mehr richtig verarbeiten. Wie in Trance wanderte ich durch die Ausstellung, die sich immer mehr mit Gästen füllte. Öfters ging ich zum Empfangstisch, auf dem zur Begrüßung mehrere Gläser Sekt standen. Ich dachte, ich könnte meine Aufregung mit ein bisschen Alkohol aufbessern. Letzten Endes machte ich es wahrscheinlich nur noch schlimmer. Mich überkam ein generelles Gefühl des Unwohlseins. Auf Gespräche mit anderen Besuchern ließ ich mich gar nicht erst ein. Ich wollte nicht, dass sie etwas davon merkten, dass es mir nicht gut ging. Außerdem hätte ich auf Englisch kommunizieren müssen, was mich zusätzlich unter Stress gesetzt hätte. Dabei hatte ich mich im Vorfeld vor allem auf die Gespräche und den Austausch mit anderen Künstlern gefreut. Ich hatte es kaum erwarten können, von ihrer Arbeitsweise zu erfahren und dadurch zu lernen. Doch ich mied sämtliche Konversationen.

Zu meinen eigenen Bildern konnte ich auch nicht viel sagen, da mir die Worte fehlten. Ich fühlte mich wie deplatziert. So, als wäre ich nur ein unbeteiligter Gast anstatt einer der Hauptakteure der Ausstellung. Als ich in einem der Hinterräume der Galerie meine Runden drehte, kam Lisa plötzlich zu mir und sagte: „Dreh dich mal um und schau zum Eingang."

Ich wandte mich um und da sah ich sie: eine große Frau mit kurzen blonden Haaren, die einen schwarzen langen Mantel trug. Sie schaute sich, mit dem Rücken zu mir, ganz genau meine Bilder an. Dann drehte sich die Frau um. Es war meine Schwester.

In dem Moment merkte ich, wie mir das Herz in die Hose rutschte. Meine eigene Schwester machte mir eine Überraschung und besuchte mich bei der

Ausstellung. Sie war extra von Deutschland nach Italien gefahren, nur um mir eine Freude zu bereiten. Und dann, ausgerechnet in diesem Moment, war ich so: apathisch, nervös, in mich gekehrt und einfach nur anders, als ich es von mir gewohnt war.

Die Galerie hatte einen Keller, in dem auch Kunstwerke ausgestellt waren. Über eine kleine Treppe ging ich mit meiner Schwester nach unten. Wir waren zum Glück allein. Die anderen Besucher hielten sich alle oben in dem großen Eingangsbereich der Galerie auf, sodass ich mit meiner Schwester ungestört reden konnte,

„Ich fühle mich hier nicht wohl. Können wir gehen?“, sagte ich zu meiner Schwester.

Es war wie ein Schrei nach Hilfe, der aus mir herauskam. Meine Schwester schaute mich daraufhin unverwandt an, als würde sie überlegen, was sie mir darauf entgegnen sollte.

„Warum sollen wir gehen, es ist doch alles in Ordnung. Du musst dich einfach nur entspannen“, antwortete sie.

„Ich will nur weg hier. Ich kann mich hier nicht entspannen.“

Plötzlich kam der Galeriebesitzer in den Keller nach unten und riss mich aus dem Gespräch mit meiner Schwester.

„Tobias, wir warten schon auf dich, die Eröffnung geht los", sagte er.

Wie konnte ich aus diesem Albtraum nur entkommen? Der Eingangsbereich war voll mit Besuchern, die gespannt auf die offizielle Eröffnung der Ausstellung warteten. Der Galerist positionierte sich in der Mitte des großen Saales und hielt einen Zettel in der Hand, auf dem zu jedem Einzelnen der fünf anwesenden Künstler – inklusive mir – eine Vorstellung geschrieben stand. In dem Moment hätte ich am liebsten auf eine solche Vorstellung verzichten und wieder in die Wohnung zurückgehen wollen. Aber nein, das war in dem Moment keine mögliche Option. Ich war der Erste, den der Besitzer vorstellte: „Und hier mit seinen eleganten schwarz-weißen Bildern", sagte er und deutete auf die fünf hübschen Frauen, die direkt an der Eingangstür aufgestellt waren, „Tobias Hohner."

Die Menge klatschte Beifall, als ich zum Galeristen in die Mitte kam. Ich fühlte, wie alle Augen auf mich gerichtet waren. Je länger die Vorstellung dauerte, umso nervöser wurde ich. So, dass es die anderen Gäste der Ausstellung sicher merken würden, dachte ich. Ein paar Minuten vorher war ich schließlich noch ziellos durch die Ausstellung gewandert. Als der Galeriebesitzer meine und die Vorstellung der anderen Künstler beendet hatte, wandte er sich zu mir und fragte: „Geht es dir gut?“

Ihm war sicher aufgefallen, dass meine Aufregung mittlerweile ihren Höhepunkt erreicht hatte. Ich antwortete nur mit einem Kopfnicken.

Als der offizielle Teil der Eröffnung zu Ende war, ging unsere kleine Gruppe nach draußen in die Straßen von Florenz, auf der Suche nach einer Bar, um auf meine Ausstellung anzustoßen.

Wenn es nach mir gegangen wäre, wären wir jedoch wieder direkt zurück zur Wohnung gegangen. Ich wollte, dass dieser Tag endlich aufhörte. Ich war mir sicher, dass Schlaf jetzt die beste Lösung sein würde, um diesem Zustand zu entkommen. Es war mittlerweile spät und das Nachtleben der Stadt lief auf vollen Touren. Menschen füllten die Straßen, kehrten in die umliegenden Kneipen ein, lachten und hatten Spaß. Ich hingegen kämpfte einen Kampf mit mir selbst.

Als wir eine Bar gefunden hatten, gingen wir hinein, suchten uns einen Platz und bestellten Getränke. Das Einzige, was noch aus meinem Mund kam, war der Name des Getränkes, das ich bei der Bedienung orderte: „Einen Grappa bitte.“

Alle anderen bestellten Cocktails, unterhielten sich, schauten mich aber ab und zu fragend an. So, wie ich war, kannten mich meine Freunde und meine Schwester nicht. Dann baten wir einen der Gäste, ein Foto von uns zu schießen. Ein Foto, auf dem alle miteinander über beide Ohren grinsten. Alle, außer mir, der auf dem Bild die Mundwinkel nach unten gezogen hatte und mit schläfrigen Augen in die Kamera schaute.

Nachdem wir unsere Getränke getrunken und die Rechnung gezahlt hatten, gingen wir wieder zurück ins Loft. Endlich. Ich wollte so weit wie möglich von der Ausstellung weg und diesen Tag schnell hinter mich bringen. Doch die Anspannung war damit nicht weg.

In der Wohnung wollten meine Freunde und meine Schwester noch Trinkspiele spielen. An meinem Zustand hatte sich zu dieser Zeit jedoch noch nichts geändert. Immer noch war ich wie in Trance und völlig apathisch. Ich redete an diesem Abend kein Wort mehr. Meine Schwester verließ dann auch wieder unsere Ferienwohnung und machte sich auf zu ihrer eigenen Unterkunft. Ich hätte in diesem Moment gerne gewollt, dass der Boden sich auftun und mich einfach in sich verschlucken würde. Da war ich, konnte kein Wort reden und dachte, ich habe es mir mit meinen Freunden und meiner eigenen Schwester verschissen.

Während meine Freunde schon schliefen, lag ich noch lange wach. Die Gedanken kreisten in meinem Kopf umher und ich fand keine Ruhe. Sicher würden meine Freunde und meine Schwester mich hassen, weil sie nur meinetwegen nach Florenz gekommen waren, um mich und meine Ausstellung zu feiern. Es sollte mein großer Tag werden. Doch es kam alles anders. Ich weiß noch, wie ich mein Handy griff und meiner Mutter eine Nachricht schickte. Eine Nachricht, die wie ein Schrei nach Hilfe war:

„Mama, ich habe es mir mit jedem verschissen, sogar mit meiner eigenen Schwester. Es war alles scheiße. Ich brauche Hilfe."

Als ich am nächsten Morgen aufwachte, waren meine Freunde schon wach. Ich fühlte mich so, als ob ich von einer langen Nacht mit Alkohol mit einem Kater aufstand. Ich hatte nur wenig geschlafen, weil mich meine Gedanken daran gehindert hatten, richtig zur Ruhe zu kommen. Deswegen änderte sich an meinem Zustand am nächsten Morgen wenig. Immer noch war ich wie in Trance und redete kaum ein Wort. Eigentlich war ich es, der an diesem Tag noch nach Hause fahren sollte. Ich war als einziger Fahrer für das Mietauto eingetragen.

Währenddessen merkte ich, wie das Kribbelgefühl immer stärker wurde und sich fast über meinen ganzen Körper ausbreitete.

Daraufhin sprang ich ruckartig auf, wanderte ziellos durch die Wohnung, wie am Tag davor noch auf der Ausstellung, und griff wahllos irgendwelche Gegenstände. Zudem konnte ich nicht mehr richtig kommunizieren, sondern mich nur noch durch Pfeif- und Schmatzlaute bemerkbar machen. Was ich noch sagen konnte, war nur ein Satz, ehe ich wieder in langes Schweigen abtauchte: „Ich kann nicht nach Hause fahren", kam es aus meinem Mund heraus, nachdem wir startklar für die Rückreise waren.

„Okay, ich fahre", beschloss Tim prompt, als er sah, dass sich mein Zustand verschlimmert hatte.

Anschließend begann die gefühlt längste Autofahrt meines Lebens. Bleibt dieser Zustand? Was ist mit diesen Tick-Störungen? Habe ich vielleicht Tourette-Syndrom? All diese Gedanken schwirrten in meinem Kopf hin und her. Die meiste Zeit verbrachte ich auf der Rückbank des Mietautos und betrachtete lediglich die vorbeiziehende Landschaft.

Währenddessen verschwamm alles um mich herum. Manchmal sah ich von der Rückbank des Autos aus in den Fahrerrückspiegel. Ich sah, wie Tims Augen glasiger wurden. Würde ich jemals wieder der Alte werden?

Wie meine Mitbewohner auf die Idee gekommen waren, mich die letzten Reste der Strecke bis vor die Autovermietung fahren zu lassen, bleibt mir bis heute ein Rätsel. Ich war noch komplett in

Trance und versuchte, irgendwie dieses Auto zu manövrieren und es heil zur Autovermietung zu fahren. Trotz meines Zustandes hatte es funktioniert und wir gingen gemeinsam nach Hause. Die ganze Zeit über hatte ich noch diese Tick-Störungen, auch als wir wieder in der Wohnung angekommen waren.

„Wir machen uns Sorgen", sagten Tim und Lisa, die nachts noch unter Tränen in mein Zimmer kamen. „So kennen wir dich nicht", unterstrich Lisa.

Die Ticks waren etwas, was ich selbst an mir noch nicht gespürt hatte. Ich musste teilweise unkontrolliert mit den Fingern schnipsen und pfeifen. Die Sprache fiel mir schwer, da ich ständig Schmatz-Geräusche und Stottern von mir gab, anstatt einen zusammenhängenden Satz. Doch was sollten wir dagegen tun?

„Ruf bitte bei der Seelsorge an. Wir haben die Nummer schon für dich herausgesucht", schlug Lisa vor und gab mir ihr Handy.

Ich tippte daraufhin die Nummer ein, die mir Lisa und Tim gaben, und wartete auf ein Freizeichen. Es war schon spät in der Nacht. Trotzdem meldete sich nach kurzem Warten eine Männerstimme am anderen Ende der Leitung. Er wollte von mir wissen, was mit mir los sei und warum ich anrufe. Ich erzählte dem Mann alles, was ich und meine Freunde an mir beobachtet hatten. Alles rund um die Tick- und Sprachstörungen.

Woher diese Störungen rührten, konnte mir der Mann nicht genau sagen. Es war für ihn bestimmt nicht leicht, über das Telefon eine Ferndiagnose zu machen, ohne mich persönlich zu sehen.

Stattdessen machte er einen Vorschlag: „Wenn sich Ihr Zustand morgen nicht bessert, gehen Sie bitte ins Krankenhaus."

Ich fand die Idee sehr einleuchtend. Nachdem ich ihm alles erzählt hatte, wollte der Mann zum Schluss noch eines wissen: „Sie wollen sich aber nichts antun, oder?"

Daran, mich selbst zu verletzen, oder gar an Selbstmord, dachte ich während dieser Zeit nicht. Deswegen sagte ich nur: „Nein, will ich nicht."

Als wir uns verabschiedeten, legte ich auf und gab Lisa wieder ihr Handy. Ich erzählte meinen Mitbewohnern alles, was ich mit der Seelsorge abgemacht hatte. Nämlich, dass ich ins Krankenhaus gehen sollte, wenn sich mein Zustand nicht am nächsten Tag verbessert.

Ich bekam während dieser Nacht endlich die Ruhe, die ich dringend gebraucht hatte. Bevor ich einschlief, war ich mir sicher, dass es mir am nächsten Tag wieder gut gehen würde und dass alles wieder normal sein würde.

Als ich am nächsten Morgen aufwachte, waren entgegen meiner Erwartungen die Ticks immer

noch da. Lisa und ich warteten nicht lange, stiegen
ins Auto und fuhren in das nächstgelegene Krankenhaus in die Notaufnahme.

6. Im Krankenhaus

Ich merke, wie mich die Schwester schief an-
schaut, als sie mir mein Essen bringt. Ich sitze
wieder gegenüber meines Zimmernachbarn. Währenddessen schreibe ich die ersten Zeilen meines
Buches auf ein Blatt Papier – den Einstieg rund
um Wolfgang Petry und seinen Hit „Wahnsinn".
Für wahnsinnig hält mich mein Zimmernachbar
schon seit dem ersten Tag, an dem ich hier im
Krankenhaus bin. Dann bringt die Schwester meinem Sitznachbarn sein Essen und sagt zu ihm: „Da
kriegt man ja Angst, oder?"

Gestern bekam ich noch Komplimente wegen
meiner Bilder. Heute müssen die Menschen um
mich herum plötzlich Angst vor mir haben. Wie
sich die Dinge ändern können.

Im Anschluss an das Essen schickt mich die
Schwester zum EEG, wo die Hirnströme gemessen
werden sollen. Vielleicht wird da etwas gefunden,
was mir endlich Aufschluss darüber gibt, was mit
mir los ist.

Dort legen mir die Arzthelferinnen die nötigen
Sensoren an verschiedene Stellen meines Kopfes.
Ich bin währenddessen immer noch komplett apathisch. Während ich so dasitze und die Messungen
an mir durchgeführt werden, höre ich ein Flüstern
aus der Ecke des Raumes. Es sind die Arzthelfe-

rinnen, die miteinander reden: „Wie kann man nur so den Sinn für die Realität verlieren?", sagt eine von ihnen.

Ich kann leider auch nichts dafür, was gerade mit mir passiert. An dieser Stelle schreibe ich am besten, was mir während dieser Zeit durch den Kopf geht. Ich bin keineswegs stolz darauf, was ich gedacht habe, aber ich kann in dem Moment nichts für meine Gedanken.

Das, was mir im Kopf herumschwirrt, ist für die Menschen um mich herum besorgniserregend und absurd. Wie soll es das auch nicht sein, schließlich habe ich Gedanken, die fernab der Realität sind. Auf gewisse Weise haben die Arzthelferinnen recht. Ich habe den Sinn für die Realität verloren. Obwohl ich mir mehr Empathie und Verständnis von ihnen erwartet hätte.

Als ich mich wieder auf den Weg zurück in mein Zimmer mache, werde ich von einer Schwester begleitet. Sie führt mich vorbei an den verschiedenen Gängen und Räumen der Klinik. Ich denke, dass das ganze Krankenhaus ein Raumschiff ist. Die Pfleger und Ärzte, denen ich auf dem Weg begegne, sind allesamt Roboter.

Aber in Wirklichkeit existieren sie gar nicht, denke ich. Denn ich liege in einer anderen Realität bestimmt im Koma und bin an ein Computerprogramm angeschlossen – fast so wie im Film „Matrix". Alles, was ich sehe, ist bestimmt nur eine Simulation. Oder vielleicht ist es ein Traum, aus dem ich nur aufwachen muss. Vielleicht bin ich ja selbst ein Roboter, an dessen Prozessor gerade gearbeitet wird. Und vielleicht ist alles um mich herum Teil einer Therapie, damit mein Verstand wieder richtig funktioniert. Oder damit meine Schaltkreise wieder einwandfrei arbeiten. Aber wer steckt dahinter? Diese Frage stelle ich mir die ganze Zeit, die ich in der Klinik bin. Höhere Wesen? Roboter? Eine geheime Organisation? Es muss irgendwo Antworten dafür geben.

Als ich wieder in meinem Zimmer sitze, betritt Krankenpfleger Rob den Raum singend. Er heißt nicht wirklich Rob, ich habe ihm diesen Namen gegeben. Rob wie Roboter, weil ich in einer Computersimulation lebe. Rob ist während dieser Zeit im Krankenhaus eigentlich der Einzige, der mich wirklich ernst nimmt und mir sogar noch ein paar wichtige Tipps auf den Weg gibt.

„Was du heute kannst besorgen, verschiebe nicht auf morgen", singt er vor sich hin.

Das projiziere ich wieder auf mich. Jedes Mal, wenn ich etwas zu tun habe, schiebe ich es auf. All die versteckten Hinweise, die ich finde, können nur eines bedeuten: Das ist alles nicht real.

Als Rob das Zimmer wieder verlässt, kommt mich Lisa besuchen. Sowieso kommt Lisa jeden

Tag vorbei, um an meiner Seite zu sein. Wir gehen vor das Krankenhaus in den Außenbereich und reden miteinander. Unsere Gespräche sind zu dem Zeitpunkt immer noch stark geprägt von meinen wirren Gedanken. Ich frage Lisa, ob das alles real ist. Ich sage es mir vor wie ein Mantra: „Ist das real, ist das real, ist das real?"

Lisa nickt nur besorgt mit dem Kopf.

„Bin ich berühmt?", frage ich Lisa weiter.

Mein anderes Ich, welches gerade im Koma liegt, ist vielleicht ein erfolgreicher Künstler und Autor, denke ich.

„Klar bist du berühmt", sagt Lisa, „deine Bilder hängen in einer Galerie in Florenz."

Lisa ist auch in der ersten Nacht bei mir, als die Tick-Störungen noch am intensivsten sind. In dieser Nacht besucht mich meine Mutter gemeinsam mit ihrem Ehemann. Als die beiden das Zimmer betreten, sind sie völlig ratlos darüber, was sie im Krankenbett vorfinden. Ich bin nicht mehr derselbe, den sie eigentlich sonst kennen. Normalerweise kennen sie mich als aufgeweckten, kreativen Menschen, der sich gerne unter Menschen aufhält, Witze reißt und einfach nur Spaß hat. Was da im Bett vor ihnen liegt, sieht aber alles andere als Spaß aus. Meine Mutter setzt sich an die Kante des Bettes und ich sehe, wie ihr langsam die Tränen kommen.

„Was ist denn passiert?", fragt sie mich.

Ich versuche durch die Tick-Störungen durchzudringen und meiner Mutter die Geschichte rund um die Ausstellung in Florenz zu erzählen. Doch nach ein paar Sätzen gebe ich auf, da die Störungen zu intensiv sind. Lisa erzählt deswegen weiter, wie es dazu gekommen ist, dass ich jetzt im Krankenhaus liege. Meine Mutter und ihr Mann sitzen nur still daneben und nicken. Sie wissen, dass ich mich im Vorfeld viel zu sehr in die Ausstellung reingestresst habe und noch unbedingt mehrere Bilder produzieren wollte, ohne auf meinen Körper zu achten, der mir schon die ganze Zeit Warnsignale gesendet hat.

Als Lisa fertig ist mit der Geschichte, steht meine Mutter auf, geht aus dem Zimmer und sucht einen betreuenden Pfleger auf, um ihn zu fragen, was mit mir los ist. Eine genaue Auskunft können sie ihr allerdings nicht geben, geschweige denn eine Diagnose. Meine Mutter besteht darauf, dass ihr Bescheid gegeben wird, wenn sich etwas ergeben soll. Sie gibt den Pflegern ihre Handynummer, damit sie sich melden können, wenn es Fortschritte gibt. Dann kommt meine Mutter wieder in mein Zimmer und umarmt mich ganz fest. Auch mein Stiefvater umarmt mich zum Abschied.

„Alles wird gut", sagen die beiden und verlassen den Raum.

Am zweiten Tag in der Klinik besucht mich mein Vater. Er kommt nachmittags ins Krankenhaus, um mich zu sehen. Wir gehen auch nach draußen in den Außenbereich, rauchen zusammen und reden. Ihm kommen ebenfalls die Tränen, als er mich so sieht. Auch er möchte wissen, wie es dazu gekommen ist, dass ich jetzt im Krankenhaus bin.

Dieselbe Prozedur wie bei meiner Mutter: Ich erzähle alles, von der Ausstellung bis zum jetzigen Zeitpunkt. Ich merke, wie meine Sprache langsam besser wird und ich wieder ganze Sätze herausbekomme. Seit der ersten Nacht im Krankenhaus bekomme ich Tabletten. Ich weiß zwar nicht, wie sie heißen oder wofür sie sind, jedoch merke ich, wie sie meinen Zustand verbessern und ihre Wirkung entfalten. Es ist auch in der ersten Nacht, als ich im Internet meine Symptome recherchiere. Ich zeige meinem Vater mein Handy mit den Suchergebnissen, die mir Google ausgespuckt hat: „Ich glaube, das ist es, was ich habe", sage ich.

Er nimmt mein Handy in die Hand und liest den Artikel, der darauf zu sehen ist, langsam und sorgfältig durch. Meine Symptome deuten auf eine Krankheit hin: Schizophrenie. Alles, was darin zu lesen ist, beobachte ich an mir selbst auch. Die Hauptsymptome sind die Wahnvorstellungen. Die Tick-Störungen, die mich seit Florenz plagen, sind zwar untypisch, jedoch nicht ausgeschlossen für die Krankheit.

„Wollen wir mit einem Pfleger darüber reden?“, schlägt mein Vater vor.

Wir gehen zurück auf die Station, wo wir auf einem Gang Rob treffen. Wir sprechen ihn an und sagen genau das, was wir in dem Artikel gelesen haben.

„Ich erkenne meinen Sohn so nicht wieder“, meint mein Papa, „mit den ganzen Tick-Störungen ist er wie ein fremder Mensch für mich.“

Rob braucht ein paar Sekunden, bis er eine passende Antwort darauf findet. „Ich kenne Ihren Sohn nicht“, entgegnet er.

Als wäre das, was ich an mir erkenne, völlig normal und würde zu meiner Persönlichkeit gehören.

„Ich glaube ich habe Schizophrenie“, sage ich und zeige dem Pfleger den Artikel, den wir vorher noch gelesen haben. Er überfliegt den Text flüchtig, ohne sich die Einzelheiten durchzulesen.

„Dazu kann ich nichts sagen“, gibt Rob nur als Antwort auf meine Bitte, mich entsprechend behandeln zu lassen.

Daraufhin wendet er sich von uns ab und geht weiter den Gang entlang. Bis zu diesem Zeitpunkt sind bereits alle Tests an mir gemacht worden – ohne Auffälligkeiten. Eine körperliche Erkrankung wird ausgeschlossen. Es kann also nur an der Psyche liegen. Noch kann mir jedoch niemand sagen, was genau mit meinem Kopf nicht stimmt.

Am nächsten Tag kommt mich meine Mutter wieder zusammen mit ihrem Mann besuchen. Ihnen zeige ich auch, was ich in der Zwischenzeit im Internet herausgefunden habe. Genau wie meinem Vater zeige ich ihnen den Text, auf den ich gestoßen bin. Als die beiden fertig sind, den Artikel durchzulesen, sagt mein Stiefvater: „Das kann nicht sein, du hast doch keine gespaltene Persönlichkeit", meint er.

„Schizophrenie hat aber nichts mit gespaltener Persönlichkeit zu tun", antworte ich.

Daraufhin frage ich meine Mutter, ob schon ein Arzt oder ein Pfleger bei ihr angerufen hat, um ihr den Stand der Dinge zu beschreiben. Es hat sich jedoch niemand bei ihr gemeldet.

Meine Familie, meine Freunde und ich tappen also weiter im Dunkeln. Allerdings habe ich den Eindruck, dass die Ärzte schon auf der richtigen Spur sind. Das merke ich bei einem Gespräch, welches ich mit jemandem führe, der das Zimmer betritt, kurz nachdem meine Mama und mein Stiefvater wieder gegangen sind. Eine junge Frau, die mehrere Unterlagen in der Hand hält, bittet mich zu einem Vieraugengespräch ein paar Meter weiter in einer leeren Sitzgruppe. Ich habe sie während meiner Zeit in der Klinik noch nie zu Gesicht bekommen. Als wir uns dort hinsetzen, schaut mir die Frau unverwandt in die Augen.

„Hallo, Herr Hohner. Ich bin die Psychologin der Station", sagt sie und gibt mir die Hand zur Begrüßung. „Wie geht es Ihnen?"

„Mir geht es schon ein bisschen besser. Die Tick-Störungen lassen mit der Zeit nach", sage ich, „jedoch habe ich immer noch diese wirren Gedanken."

„Was sind das denn für Gedanken, die Sie haben?"

„Ich denke, dass das alles nur ein Traum ist oder eine Computersimulation."

„Denken Sie, Sie sind Teil einer Verschwörung?"

Ich brauche nicht lange darüber nachzudenken, was ich ihr antworten soll. Sie spricht genau das an, was ich mittlerweile seit knapp einer Woche an mir feststelle. „Ja."

„Wer, glauben Sie, steckt dahinter? Viele Patienten Ihrer Art glauben daran, dass die Freimaurer dahinterstecken oder die Illuminaten."

Ich denke einen kurzen Moment über ihre Frage nach. So richtig weiß ich nicht, was ich darauf antworten soll. Deswegen sage ich, was mir als Erstes in den Sinn kommt: „Gut und Böse."

„Nehmen Sie in Ihrer Umgebung Hinweise wahr,

bei denen Sie denken, dass sie nur für Sie bestimmt sind?“, fragt die Psychologin weiter.

Auf einem Stapel mehrerer Magazine, die direkt vor mir auf dem Tisch liegen, sticht für mich ein kleines Stück Papier hervor, welches mir schon seit dem Beginn des Gespräches aufgefallen ist. Darauf zu lesen ist: „1+1=3. Es gibt mehrere Wahrheiten“.

Ich dem Moment denke ich, dass das Papier nur für mich dort hingelegt worden ist, also genau das, was die Psychologin mit ihrer Frage angesprochen hat. Selbst ein kleines Stück Papier mit einem eigenartigen Aufdruck kann dafür sorgen, dass ich die Realität komplett in Frage stelle.

„Ja“, gebe ich der Psychologin wieder als Antwort.

„Vielen Dank, Herr Hohner“, sagt die Psychologin, steht von ihrem Stuhl auf und reicht mir zur Verabschiedung wieder die Hand.

Sofort merke ich, wie mich eine große Enttäuschung überkommt. Die Psychologin hat genau die Fragen gestellt, die mich seit mehreren Tagen beschäftigen. Was hat es auf sich mit diesen wirren Gedanken? Ich habe gehofft, dass mir die Psychologin vielleicht einen Aufschluss darüber geben könnte. Deswegen frage ich sie noch, ehe sie geht: „Können Sie mir sagen, was genau ich habe?“

„Das kann ich Ihnen leider nicht sagen“, sagt die

Psychologin, die sich schon von mir abgewendet hat.

Keine Diagnose. Keine Aufklärung. Ich hätte es schon begrüßt, wenn sie gesagt hätte, dass vielleicht eine Krankheit in Frage kommen würde, aber noch mehrere Tests durchgeführt werden müssen. Aber nichts davon. Die Psychologin macht sich schon zum Gehen auf, wendet sich aber noch kurz zu mir um und sagt: „Sie werden vom Klinikum in die Psychiatrie verlegt."

Im ersten Moment weiß ich nicht, was ich mit dieser Information anfangen soll. In der Vergangenheit habe ich gute Erfahrungen mit psychiatrischen Einrichtungen gehabt. Nicht zuletzt bin ich in einer Psychiatrie von meiner Depression geheilt worden und habe eine Leidenschaft für das Malen entwickelt. Doch jetzt bin ich wegen etwas anderem in der Klinik.

Aber muss ich überhaupt in die Psychiatrie gehen? Die Tick-Störungen sind mittlerweile abgeklungen. Und die wirren Gedanken werden hoffentlich auch bald wieder verschwinden, wenn die Tabletten weiter ihre Wirkung zeigen. Ich möchte am liebsten wieder nach Hause gehen.

Am Nachmittag kommen mich Tim und Lisa besuchen. Wir spielen ein paar Runden Stadt, Land, Fluss. Damit habe ich zum Glück keine Schwierigkeiten. Meine Kognition scheint noch gut zu funktionieren. Meine Kreativität ist auch nicht sonderlich beeinträchtigt.

„Meint ihr, alles wird wieder gut?", frage ich die beiden, während wir spielen.

Die Unsicherheit über meine Zukunft bestimmt mich seit dem Tag der Ausstellung. Werde ich je wieder so malen können, wie ich es gewohnt bin? Werde ich wieder zur Universität gehen können? Werde ich je meinen Abschluss schaffen und Karriere machen können? Und viel wichtiger: Werde ich je wieder mein normales Leben zurück bekommen? All diese Fragen schwirren mir im Kopf herum. Vielleicht passiert so etwas wie in Florenz wieder. Es braucht nur eine Situation wie bei der Ausstellung, wo alle Augen auf mich gerichtet sind, und dann lande ich vielleicht wieder im Krankenhaus.

„Natürlich wird alles wieder gut, mach dir da keine Sorgen", meint Lisa beschwichtigend, „es ist schon viel besser geworden als noch am Anfang."

„Genau, wir wollen schließlich noch viele Bilder von dir sehen", sagt Tim.

Nachdem wir uns ein bisschen unterhalten haben, fährt Tim nach Hause. Lisa bleibt noch bei mir. Wir laufen draußen über das Gelände des Klinikums und genießen das Wetter – eine gute Abwechslung zu den Innenräumen der Klinik, die vom Duft von Desinfektionsmittel durchzogen ist.

Währenddessen erzähle ich Lisa, dass ich in ein paar Tagen in die Psychiatrie verlegt werde. Daraufhin sagt Lisa genau das, was ich auch gedacht habe, als ich davon erfahren habe: „Ich will nicht, dass du in die Psychiatrie gehst."

Wir unterhalten uns über andere Strategien, die vielleicht in Frage kommen, damit ich wieder gesund werde. Vielleicht sollte ich mich in ambulante Behandlung begeben. Dort könnte ich auch mit einer Psychiaterin zusammenarbeiten, die mich gezielt auf meine Psyche behandelt.

Andererseits wird extra meinetwegen ein Platz in der Psychiatrie frei. Eine detaillierte Diagnose fehlt mir auch noch, damit ich weiß, worauf ich zu achten habe. Nur so kann ich meine Zukunft gestalten und mich auf meine Krankheit einstellen. Eine auf psychische Erkrankungen spezialisierte Klinik ist vielleicht genau der Ort, an dem ich jetzt sein muss.

„Ich glaube, das mit der Psychiatrie ist vielleicht doch gar nicht so schlecht", erkläre ich Lisa, „vielleicht können die mir dort sagen, was mit mir los ist."

„Ich hätte dich aber viel lieber bei mir", entgegnet Lisa.

Wir schauen uns ein paar Sekunden in die Augen.

„Ich möchte auch viel lieber mit dir zusammen

sein", sage ich.

Wir gehen wieder auf mein Zimmer zurück und reden noch eine Weile. Bis auf uns beide ist das Zimmer leer. Mein Zimmernachbar ist bestimmt gerade auf einer Behandlung.

Nachdem ich ein bisschen im Krankenbett gelegen habe, kommt Lisa zu mir. Sie rückt nahe an mich heran. Nachdem wir eine Weile zusammen im Bett liegen, schaut Lisa mir in die Augen und sagt: „Wenn ich etwas für dich tun kann, sag es ruhig."

Ein paar Sekunden vergehen, ehe ich antworte. Lisa ist während dieser ganzen Zeit keinen Zentimeter von mir gerückt. Fast so wie jetzt, als wir zusammen im Bett liegen. Jeden Tag hat sie mich besucht und gepflegt. Und das in einer Zeit, in der ich jemanden wie sie am allermeisten gebraucht habe. Wir rücken im Bett immer näher aneinander heran. So, dass sich unsere Körper berühren. Ich schaue Lisa unverwandt in die Augen. Sie tut dasselbe. Dann sage ich: „Küss mich."

Daraufhin berühren sich unsere Lippen lange und innig. In dem Moment habe ich nur einen Gedanken: Ich will mit dieser Frau so viel Zeit wie möglich verbringen. Ich will nicht in die Psychiatrie, sondern mit ihr zusammen sein. Doch meine Krankheit macht dieser Vorstellung einen Strich durch die Rechnung. Ich brauche dringend eine

Diagnose, damit ich mein Leben sortieren kann. Und die erhoffe ich mir nicht hier im Krankenhaus, sondern in der Psychiatrie. Zudem erhoffe ich mir, dass ich dort nicht mehr nur „der Patient" bin, vor dem man Angst haben muss, sondern dass ich und meine Krankheit ernst genommen werden.

„Wir schaffen das", sagt Lisa zu mir und schaut mir immer noch tief in die Augen, „zusammen."

Dieses eine Wort, „zusammen", gibt mir so viel Kraft wie nichts anderes seit meinem Aufenthalt in der Klinik. Kraft, die ich dringend gebrauchen kann, wenn ich in der Psychiatrie bin.

7. In der Psychiatrie

„Und hier ist Ihr Zimmer, Herr Hohner“, sagt die Krankenschwester zu mir und zeigt mir den Raum, in dem ich die nächste Zeit verbringen soll.

Es ist ein großes Zimmer, welches eigentlich für vier Personen gedacht ist. Ich komme notdürftig als fünfter Mann in das Zimmer. Dort lerne sofort meine Mitpatienten kennen, die sich im Zimmer verteilt haben, sich unterhalten oder Bücher lesen. Ich erfahre, dass sie größtenteils wegen Suchtproblemen in der Klinik sind. Die Station selbst ist, wie ich nach kurzer Zeit feststelle, eine offene Suchtstation. Wie ich dort mit meinen Symptomen hereinpasse, erschließt sich mir zu Beginn nicht.

Jedoch denke ich nicht weiter darüber nach und stelle meine Sachen in dem Kleiderschrank im Zimmer ab.

Daraufhin gehe ich nach draußen auf die Station, die wie ein großer Kreis aufgebaut ist. Ringsherum sind die unterschiedlichen Patientenzimmer platziert, mitsamt einem Speisesaal, der auch als Gemeinschaftsraum gedacht ist. In diesem Saal treffe ich auch einen Mitpatienten, der auf einem Stuhl Platz genommen hat. Ich versuche, ein Gespräch mit ihm aufzubauen. Er sagt mir, dass es auch sein erster Tag in der Psychiatrie ist. Dann frage ich ihn: „Warum bist du hier?“

„Wegen Schizophrenie", antwortet er knapp, „und du?"

Mir fällt sofort wieder der Artikel ein, den ich im Krankenhaus gelesen habe. Der Artikel, der von Schizophrenie handelt. Habe ich vielleicht auch diese Krankheit? Ich weiß es ehrlich gesagt nicht. Ich antworte dem Mitpatienten deswegen aus dem Bauch heraus: „Ich auch."

Der Mitpatient wartet ein paar Augenblicke, schaut mich an und meint: „Du weißt hoffentlich, dass Schizophrenie nicht heilbar ist, oder?"

Ich weiß nicht genau, was ich darauf entgegnen soll. In dem Artikel stand, dass die Krankheit nicht in allen Fällen heilbar ist. Aber so ganz will mir das noch nicht in den Kopf. Meine Symptome scheinen für den Moment halbwegs abgeklungen zu sein. Die Ticks sind weg. Auch die wirren Gedanken sind so gut wie nicht mehr da. Bestimmt werden mich die Ärzte gleich wieder entlassen, wenn ich ihnen sage, dass es mir weiter so gut geht. Bald werde ich sicher wieder zu meiner Familie und meinen Freunden kommen. Mit Lisa werde ich auch ganz viele Sachen unternehmen können, mit ihr zusammen reisen und einfach eine gute Zeit mit ihr haben. Dann schreibe ich bestimmt mit links meinen Abschluss und stürze mich ins Berufsleben wie jeder andere Mensch auch. Das Malen würde ich auch wieder aufnehmen und vielleicht werden wieder ein paar Ausstellungen möglich. Ausstellungen, bei denen ich hoffentlich nicht wieder apathisch werde und danach im Krankenhaus lande. Von einer unheilbaren Krankheit, von der ich nicht einmal weiß, ob ich sie überhaupt habe, lasse ich mich nicht unterkriegen. Bestimmt lügt der Mitpatient.

„Meinst du wirklich, dass die Krankheit unheilbar ist", frage ich.

„Das hat mir bisher jeder gesagt", antwortet der Mitpatient.

Ich lasse das einfach so stehen und frage nicht weiter nach. Unser Gespräch ist an dieser Stelle auch schon vorbei, da er aufsteht und in sein Zimmer geht. Daraufhin gehe ich ebenfalls zurück in mein Zimmer und lerne weitere Leute kennen. Im hinteren Teil meines Zimmers sitzt ein etwas älterer Herr, der vor dem großen Fenster, welches auf die untenliegende Parkanlage schaut, sein Quartier aufgeschlagen hat. Er sitzt ganz entspannt da und beobachtet, was sich draußen vor ihm abspielt.

„Hey, ich bin Tobias", sage ich zu ihm und reiche ihm die Hand.

„Schön, dich kennenzulernen", entgegnet er und gibt mir ebenfalls die Hand.

Unser darauffolgendes Gespräch ist ebenfalls sehr kurz und oberflächlich. Mir wird sofort bewusst, dass ich hier in der Klinik wahrscheinlich keine Freunde fürs Leben finden werde. Aber das ist nicht schlimm. Ich bin schließlich nicht in der Psychiatrie, um Freunde zu finden oder gar Urlaub zu machen. Ich bin hier, um hoffentlich bald richtig behandelt zu werden.

Was ich aber von dem älteren Herrn erfahre, ist der Grund, warum er sich nun in der Klinik befindet.

„Ich hatte eine Psychose", sagt er.

Psychose, dieses Wort höre ich zum ersten Mal jemanden sagen. Zwar war in dem Artikel, den ich über Schizophrenie gelesen habe, des Öfteren die Rede von Psychosen. Jedoch hat mir bisher noch niemand etwas darüber gesagt, keine Ärzte, keine Pfleger, keine Mitpatienten, niemand.

Ich frage den älteren Herren, wie sich das für ihn angefühlt hat, was seine Symptome gewesen sind und was eine Psychose überhaupt ist. Daraufhin antwortet er mir: „Ich hatte seit 20 Jahren keine Psychose mehr", fängt er an zu erzählen. „Dann habe ich einen Tag vergessen, meine Tabletten zu nehmen, und sofort hat es Knall gemacht."

Weiterhin habe er gemerkt, dass er den Sinn für die Realität verloren habe, erzählt der Mann weiter. Dies habe sich dadurch gekennzeichnet, dass er alle Dinge, die er in seinem Fernseher gesehen hat, auf sich bezogen habe.

So war es bei mir auch, denke ich. Zwar ohne Fernseher, aber ich habe auch alles als versteckte Hinweise gedeutet.

Vielleicht ist es das, was ich habe: eine Psychose. Wenn dem so ist, war ich aber im Gegensatz zu ihm noch harmlos. Als er sagt „sofort hat es Knall gemacht", wird mir im ersten Moment nicht bewusst, dass er das wörtlich gemeint hat. In seiner Psychose habe er mit bloßen Händen seinen Fernseher zerschlagen, erzählt der Mann weiter. Dass er es jedoch geschafft hat, 20 Jahre ohne Rückfall zu leben, dient mir als Vorbild. Vielleicht schaffe ich das auch, wenn ich aus der Psychiatrie entlassen werde.

Insgesamt ist mein Aufenthalt in der Klinik geprägt von Struktur und Ordnung. Jeden Morgen werde ich um 7 Uhr geweckt. Anschließend gibt es ein gemeinsames Frühstück, ehe ich zu den ersten Therapien des Morgens gehe. In der Regel fangen diese mit einer Kneipptherapie an, bei der meine Füße mit kaltem Wasser abgespritzt werden. Und ehrlich gesagt ist es das auch schon mit dem Tag. Andere Therapien nehme ich nicht mit aus meinem Aufenthalt in der Klinik. Es gibt nicht einmal eine Ergotherapie, wie noch in der anderen Psychiatrie, in der ich wegen Depressionen gewesen bin. Das Malen fehlt mir sehr. Das Spiel mit

Farben und Formen hätte mir bestimmt eine gute Abwechslung beschert zum langweiligen Klinikalltag.

Ich merke zudem, wie ich immer müder werde. Ich führe das auf die Tabletten zurück. Beziehungsweise auf ihre Nebenwirkungen. Zwar bessern sich, seitdem ich aus dem Krankenhaus in die Psychiatrie verlegt worden bin, meine Gedanken, jedoch zeigt sich nach und nach die Müdigkeit und Abgeschlagenheit. Ich komme morgens sehr schwer aus dem Bett. Zudem schlafe ich so gut wie den ganzen Nachmittag hindurch.

Ich merke auch, wie meine Konzentration mehr nachlässt. Wenn ich aus dem Bücherregal im Aufenthaltsraum ein Buch nehme und anfange, es zu lesen, muss ich jeden Satz mehrmals lesen, um ihn zu verstehen. Wegen all dieser Einschränkungen beschließe ich folgendes: Ich habe genug davon, den ganzen Tag nur im Bett zu liegen und zu schlafen. Meine Tabletten bekomme ich morgens und abends. Jedes Mal, wenn mir die Schwester sie in die Hand drückt, tue ich sie in den Mund, schlucke sie aber nicht herunter, sondern spucke sie wieder aus, nachdem ich am Stationszimmer vorbeigegangen bin. Schon in der ersten Nacht, nachdem ich die Tabletten nicht mehr nehme, merke ich eine Veränderung. Mein Schlaf ist viel erholsamer als vorher. Auch kehrt meine Konzentration wieder zurück. Ich fühle mich viel besser als vorher. Die Entscheidung, die Tabletten nicht mehr zu nehmen, fühlt sich wie die beste Entscheidung seit langem an.

Eines Morgens kommt eine Stationsschwester auf mich zu und fragt mich: „Haben Sie einen Moment Zeit für mich, Herr Hohner?"

Ich gehe mit ihr zusammen in einen verlassenen Aufenthaltsraum am Rand der Station und setze mich an einem großen Tisch ihr gegenüber.

„Ich wollte nur ein kurzes Anamnesegespräch mit Ihnen führen", fängt die Schwester an.

Seitdem ich mich in Behandlung befinde, hat noch niemand ein solches Gespräch mit mir geführt. Dabei denke ich doch, dass die Anamnese mit das Erste sein sollte, was mit dem Patienten unternommen wird. Aber anscheinend ist das bis zu diesem Zeitpunkt nicht wichtig gewesen.

„Wie fühlen Sie sich?", fragt mich die Schwester.

„Mir geht es sehr gut", antworte ich ihr.

„Das freut mich zu hören." Dann ein kurzer Moment Schweigen, ehe die Schwester sagt: „Es war sehr offensichtlich, was Sie hatten."

Wieder ein kurzer Moment Stille. Ich warte nur darauf, bis mir endlich jemand sagt, weshalb ich überhaupt in der Klinik bin.

„Sie hatten eine Psychose", sagt die Schwester.

Endlich hat das Kind einen Namen. Nach Wochen der Ungewissheit und des Herumrätselns weiß ich, was mir seit Florenz passiert ist. All die wirren Gedanken weiß ich nun, richtig einzuordnen: Psychose.

Dann sagt die Schwester weiter: „Man muss aber streng von der Schizophrenie abgrenzen. Das ist zu krass für Sie. Dafür fehlen Ihnen eindeutige Symptome."

Da bin ich beruhigt. Der Artikel, den ich mir im Krankenhaus durchgelesen habe, scheint nicht auf mich zuzutreffen. Auch das Gespräch mit dem Mitpatienten, der gesagt hat, Schizophrenie sei unheilbar, ist für mich nicht wichtig.

Abgesehen davon hat die Schwester mir nicht mehr viel zu sagen. Nach dem Gespräch entlässt sie mich wieder auf die Station. Ihre Worte bleiben jedoch noch lange bei mir.

Wenn es so offensichtlich gewesen ist, dass ich eine Psychose gehabt habe, warum hat mir davon nicht schon vorher jemand etwas gesagt? Ich habe mich schon vorher mit verschiedenen Ärzten und Psychologen unterhalten. Kein Einziger von ihnen konnte mir sagen, was genau mir in Florenz und im Krankenhaus passiert ist. Stattdessen sagt mir das eine Schwester beiläufig während eines Anamnesegesprächs. Ihre Worte haben mir so gutgetan. Besser als jede Form von Tabletten. Endlich weiß ich, was mich überhaupt hierher gebracht hat. Allein die Erkenntnis darüber, was ich habe, ist die beste Medizin.

Am nächsten Tag ist Arztvisite. Ich fühle mich so gut wie lange nicht. Ich gehe in das kleine Zimmer, wo schon die Ärztin und ein Assistent auf mich warten.

„Wie geht es Ihnen?", fragt mich die Ärztin.

„Mir geht es super", antworte ich.

„Wir möchten Sie gerne noch ein paar Tage hier behalten zur Kontrolle", sagt die Ärztin.

„Ich möchte gerne nach Hause", sage ich nach einem kurzen Moment der Überlegung.

„Es kann zu Komplikationen kommen, wenn Sie jetzt schon nach Hause gehen."

Davon will ich nichts wissen und sage stattdessen: „Warum bekomme ich ganz beiläufig von einer Schwester am Wochenende gesagt, dass ich eine Psychose hatte?", frage ich die Ärztin verärgert.

Daraufhin weiß Sie nichts zu sagen.

„Ich möchte gerne heute noch nach Hause", sage ich.

„Es kann sein, dass eine depressive Phase nach einer Psychose eintritt. Wir möchten Sie gerne noch ein bisschen hierbehalten", sagt die Ärztin.

Ich sage ihr, dass ich so schnell wie möglich

nach Hause möchte. Jetzt, da ich weiß, was ich habe, fühle ich mich gut auf mein weiteres Leben vorbereitet. Ich weiß, was ich besser meiden und wie ich mich verhalten sollte. Die Ärztin schaut mich ein paar Momente an. Ich merke, dass sie mit der Entscheidung hadert. Mag sein, dass sie mich noch ein paar Tage in der Klinik behalten will, aber ich fühle mich körperlich und geistig wieder voll in der Spur. Und außerdem denke ich, dass die Psychiatrie nicht der richtige Ort für mich ist. Einerseits gibt es kaum Therapien, die mir dabei helfen könnten, mit meiner Krankheit besser umgehen zu können. Andererseits will man mir hier Tabletten verabreichen, unter denen ich nur leide. Die Entscheidung ist von meiner Seite jedenfalls gefällt. Nun warte ich noch auf das grüne Licht der Ärztin, die schließlich sagt: „Dann bereite ich Ihren Arztbrief für die Entlassung vor."

Den Brief der Ärztin brauche ich, um nach Hause gehen zu können. Nach ein paar Stunden warten ist der Brief fertig und ich kann die Klinik verlassen. Ich packe daraufhin meine Sachen zusammen und werde von meinem Vater am Haupteingang abgeholt.

„Wie geht es dir", fragt er mich, während wir mit dem Auto nach Hause fahren.

„Mir geht es gut. Besser als je zuvor", antworte ich.

Mein Papa hat genauso miterlebt, wie sehr ich in der Klinik gelitten habe. Wie sehr ich von diesen Tick-Störungen und wirren Gedanken bestimmt war. Dass diese Probleme jetzt weg sind und ich offenbar wieder ganz der Alte bin, freut ihn mindestens genauso sehr wie mich.

Wir fahren gemeinsam wieder zur WG, wo meine Mitbewohner schon auf mich warten. Nachdem Tim und Lisa die Tür öffnen, umarme ich die beiden. Daraufhin gebe ich Lisa einen Kuss.

„Jetzt ist alles wieder beim Alten“, sage ich zu den beiden.

Alles beim Alten ist es in den darauffolgenden Wochen in der Tat. Bis jetzt scheint alles wieder gut zu funktionieren. Für den Moment zumindest.

8. Alles wie früher

In den darauffolgenden Wochen unternehme ich viel mit meinen Mitbewohnern. Vor allem mit Lisa, in die ich mich immer mehr verliebe. Eine andere Frau hätte längst das Weite gesucht, wenn sie gesehen hätte, wie ich mich nach Florenz gefühlt habe. Aber nicht Lisa. Lisa war die ganze Zeit bei mir und ist keinen Zentimeter von mir gerückt. Nachdem ich aus der Psychiatrie entlassen wurde, hat sich daran nicht viel geändert.

An einem Abend gehen wir zusammen feiern. Awais ist auch dabei. Die Florenz-Gruppe ist wieder vereint. Es ist alles fast so wie früher. Der einzige Unterschied ist, dass ich jetzt mit Lisa zusammen bin. Wir tanzen in der Disco miteinander, umarmen und küssen uns. Von irgendwelchen Tick-Störungen und Wahnvorstellungen ist nichts mehr zu spüren. Ich merke, wie durch meine Krankheit und die schlimmen Erfahrungen, die wir alle im Zuge dessen gemacht habe, unser Freundeskreis nochmal enger zusammengewachsen ist.

Einige Tage später bekomme ich eine Nachricht von meiner kleinen Schwester Eva. Sie fragt, ob sie vielleicht in der WG vorbeischauen und mich etwas fragen darf. Ich antworte ihr, dass wir uns selbstverständlich treffen können. Ich bin schon neugierig, was Eva von mir möchte. Es scheint etwas Besonderes zu sein, was sie mir nur persönlich sagen möchte.

Ein paar Tage später klopft Eva an die Tür. Ich öffne ihr und bitte sie herein. Wir reden ein bisschen miteinander. Sie fragt mich, wie es mir nach dem Klinikaufenthalt geht und was ich jetzt mit meiner neu gewonnenen Freiheit anfangen würde.

Ich sage ihr, dass ich wieder voll dem Malen nachgehe und mein Studium fortsetze. Nachdem wir uns unterhalten, sagt mir Eva das, was sie mich unbedingt fragen möchte: „Kannst du ein Porträt von mir malen?"

Ich bin auf Anhieb inspiriert. Als wir darüber reden, wie sie sich das Gemälde vorstellt, kann ich es kaum erwarten, mit dem Projekt zu beginnen. Es soll wieder ein schwarz-weißes Gemälde werden mit subtiler Beleuchtung. So wie die Frauen-Porträts, die ich mit mir nach Florenz genommen habe. Ich denke, das ist genau die Aufgabe, die ich nach meiner Entlassung aus der Klinik gebrauchen kann.

„Natürlich kann ich ein Gemälde von dir malen."
Daraufhin hole ich meinen schwarzen Hintergrund heraus, den ich hinter meiner Schwester an die Wand hänge, und sorge für die richtige Beleuchtung. Ich beleuchte meine Schwester von der Seite, damit es so aussieht, als würde ihr Gesicht halb im Schatten verschwinden. Dann nehme ich

meine Kamera und dirigiere Eva, wie sie vor dem Hintergrund posieren soll.

Meine Schwester ist in dieser Hinsicht ein Naturtalent. Ihr Social-Media-Profil zeigt ebenfalls Bilder von ihr, auf denen sie fotogen vor der Kamera posiert. Ich möchte, dass das Porträt natürlich erscheint und nicht so, als wäre es gestellt. Nachdem ich ein paar Fotos geschossen habe, gehen wir sie gemeinsam durch und filtern die guten Fotos heraus, damit ich die perfekte Vorlage für das Gemälde bekomme.

„Zeig mir nicht, welches Foto du auswählst. Ich möchte überrascht werden", sagt Eva, noch bevor ich mich auf ein Bild festlege.

„Alles klar. Ich zeige es dir erst, wenn das Gemälde fertig ist", antworte ich.

Anschließend reden wir noch ein bisschen miteinander. Das ist auch die Gelegenheit, Eva meiner neuen Freundin Lisa vorzustellen. Die beiden verstehen sich auf Anhieb. Obwohl Lisa schon länger meine Mitbewohnerin ist, ist dies das erste Mal, dass sich die beiden sehen. Ich freue mich sehr, dass Eva so gut mit Lisa klarkommt. Als meine Schwester sich verabschiedet und die Wohnung verlässt, setze ich mich sofort an die Arbeit.

Ich drucke das schönste Bild aus und übertrage es daraufhin mit Bleistift auf die Leinwand. Dann hole ich Farben und Pinsel heraus und fange an, das Gemälde zu malen. Ich merke, wie ich wieder richtig in meinem Element bin. Es ist so, als wäre die Pause vom Malen nie passiert. Als ich fertig bin mit dem Hintergrund und den groben Zügen ihres Gesichts, belasse ich es dabei fürs Erste und lege Farben und Pinsel beiseite. Ich bin sehr zufrieden, wie das Gemälde Form annimmt. Es ist jedoch noch einiges zu tun. Ich bin mir jedoch sicher, dass Eva sich über das Bild freuen wird.

Die darauffolgenden Tage beschließe ich, mit Lisa zu meinem Vater zu fahren. Dort möchte ich auch noch ein bisschen an meinem neuen Gemälde weiterarbeiten. Also packe ich die Leinwand, die Staffelei und meine Malutensilien in das Auto ein und fahre mit meiner Freundin zusammen zu meinem Papa.

Während dieser Zeit kommen immer mehr Nachrichten aus China nach Deutschland, dass ein Virus namens Corona auf dem Vormarsch ist. Erste Fälle in Europa sind ebenfalls bekannt. Vor allem Italien trifft das Virus stark. Das öffentliche Leben schränkt sich dort immer mehr ein. Mir schießt sofort der Galeriebesitzer aus Florenz in den Kopf. Hoffentlich geht es ihm gut und die Einschränkungen betreffen ihn nicht allzu sehr. Meine Gemälde sollen noch für ein paar Monate in der Galerie hängen. Ich hoffe deswegen sehr, dass sie nicht wegen Corona schließen muss.

Mein Vater freut sich sehr, dass er mich wiedersieht. Er freut sich mindestens so sehr wie ich, dass wieder Normalität in meinem Leben eingekehrt ist. Dass ich meine Tabletten nicht mehr nehme und selbstständig abgesetzt habe, verschweige ich ihm und auch meinen Freunden und Lisa. Sie denken sicher, dass alles in Ordnung ist und ich meine Medikamente weiterhin sorgfältig einnehme. Dass es nicht die beste Idee ist, meine Liebsten anzulügen und meine Tabletten nicht mehr zu nehmen, kommt mir zu diesem Zeitpunkt nicht in den Sinn. Die Hauptsache für mich ist, dass es mir wieder gut geht und ich mein Leben wieder in den Griff bekomme.

Es ist nicht das erste Mal, dass mein Papa Lisa trifft. Während der Zeit, die ich in der Klinik verbracht habe, war Lisa meistens auch dann da, wenn mich meine Eltern besucht haben. Deswegen kennen sie sich schon und ich muss sie nicht einander bekannt machen. Wir verbringen ein paar Abende gemeinsam, trinken abends zusammen und reden über die überstandenen Probleme mit meiner Krankheit. Es scheint alles wieder beim Alten zu sein.

9. Die zweite Psychose

An einem Abend sollen Lisa und ich an einem Gespräch über Skype teilnehmen. Es geht von der studentischen Organisation aus, in der Lisa, Tim und ich Mitglieder sind. Dort haben wir auch Awais kennengelernt.

Der Inhalt des Gespräches ist es, sich kurz innerhalb von zehn Minuten vorzustellen und etwas über sich zu erzählen. Lisa und ich haben es uns dafür im Gästezimmer im Haus meines Vaters bequem gemacht und den Laptop vor uns aufgebaut. Das Gespräch kann beginnen. Die Leiterin der Organisation sagt auf Englisch: „Tobi, kannst du bitte anfangen mit deiner Vorstellungsrunde?"

Dasselbe Spiel nochmal: Wieder sind alle Augen auf mich gerichtet. Fast so wie in Florenz. Je mehr ich rede, desto unwohler fühle ich mich und desto mehr zittert meine Stimme. Ich versuche, mich innerhalb von ein paar Minuten auf Englisch vorzustellen. Währenddessen stottere und verhasple ich mich.

Ich hoffe sehr, dass man mir meine Aufregung nicht anmerkt. Während ich spreche, sehe ich, wie mich die anderen Teilnehmer des Gesprächs durch ihre kleinen Fenster auf dem Laptop anstarren. Ihre Blicke durchbohren mich regelrecht und sehen mich an, als käme ich von einem anderen Planeten. Wie bei der Kunstausstellung hoffe ich, dass das Ganze so schnell wie möglich wieder vorbei ist. Nach ein paar Minuten kommt meine Vorstellungsrunde zu einem abrupten Ende. Ich denke, dass ich mich vor den anderen blamiert habe.

Als die anderen Teilnehmer ebenfalls ihre Vorstellungsrunde beendet haben, reden wir noch über organisatorische Dinge, die die studentische Vereinigung betreffen. Ich jedoch muss nur an meine zehn Minuten denken. War ich wirklich so komisch, wie ich den Eindruck hatte? Nachdem das Skype-Gespräch vorbei ist, frage ich Lisa, ob ich seltsam rübergekommen bin.

„Man hat gemerkt, dass du ein bisschen aufgeregt bist, aber ansonsten war alles gut", sagt Lisa und versucht, mich zu beschwichtigen.

Davon will ich jedoch nichts wissen. Ich denke die ganze Zeit, dass ich mich vor den anderen blamiert habe. Ich gehe daraufhin zu meinem Papa und erzähle ihm, was passiert ist. Er merkt auch sofort, dass etwas nicht stimmt. Dann werde ich von einem Augenblick auf den anderen sehr schweigsam. Nachdem das Skype-Gespräch vorbei war, falle ich in ein tiefes, langanhaltendes Schweigen. Fast ein ähnliches Schweigen wie als ich mit meinen Freunden von Florenz wieder nach Hause gefahren bin. Da habe ich ebenfalls kein

Wort mehr gesagt und war wie in mich gekehrt.

Dieses Schweigen hält jedoch viel länger an und ist intensiver als noch während der Autofahrt von Florenz nach Hause. Ich sitze einfach still da und sage kein Wort mehr. Irgendwann beugt sich mein Vater zu mir herunter.

„Komm wieder ins Leben zurück", sagt er.

Keine Antwort. Ich sage kein Wort. Nach außen hin wirke ich still. In mir drinnen herrscht jedoch ein harter Kampf, den ich mit mir selbst ausfechte. Ich denke nicht zum ersten Mal in meinem Leben über Selbstmord nach. Deswegen habe ich mich auch zum ersten Mal in eine psychiatrische Klinik einweisen lassen. Dieses Mal ist es jedoch etwas anderes. Was genau mit mir los ist, kann ich zu diesem Zeitpunkt nicht mit Sicherheit sagen.

Im Keller des Hauses meines Vaters ist ein kleiner Partyraum eingerichtet. Die gegenüberliegende Wand ziert ein metergroßes Wandgemälde, welches ich vor einiger Zeit selbst gemalt habe. Es zeigt eine Urlaubsszene am Strand. In der Vergangenheit habe ich das Bild immer wieder betrachtet und mir vorgestellt, wie ich in die Szene eintauchen und die Sonne auf meinen Körper scheinen lassen könnte.

Jetzt, in dem Moment, denke ich nur, dass ich ein schlechter Mensch bin und es nicht verdient habe zu leben. Ich sitze nur in mich gekehrt auf einem

Sessel. Um mich herum sind meine Liebsten, die verzweifelt versuchen, mich zu trösten und wieder zurück in Leben zu holen. Vergebens.

Dies ist auch der Moment, in dem mir zum ersten Mal das Decken-Tattoo genauer auffällt, welches im Keller angebracht ist. Es zeigt ein Loch in der Decke. Das Bild wirkt so, als wäre ringsherum die Decke aufgebrochen und würde einen wolkenklaren Himmel offenbaren.

Ich merke, wie immer mehr diese wirren Gedanken zurückkommen, die ich in der Klinik schon hatte. Das Decken-Tattoo ist nicht das Einzige, was ich als versteckte Hinweise deute. Ab und zu schaue ich mit Lisa die Serie „Big Bang Theory". Normalerweise finde ich diese Serie lustig, weil mich der Nerd-Humor anspricht. Jetzt, in dem Zustand, in dem ich mich gerade befinde, kann ich die Serie jedoch nicht genießen. Der Urknall, der in der Serie thematisiert wird, hat bestimmt auch etwas mit all dem zutun, denke ich.

In dem Partyraum meines Vaters steht auch meine Staffelei. Farben und Pinsel liegen daneben auf dem Boden. In die Staffelei eingerastet ist das angefangene Porträt meiner Schwester Eva. Ich bin Gott und muss Eva erschaffen, schießt es mir immer wieder durch den Kopf. Ich bin nicht mehr in einer Computersimulation, sondern ich stelle die Schöpfungsgeschichte nach. Lisa erzählt mir während dieser Zeit von einem Adam, den sie auf einer ihrer Reisen kennengelernt hat. Adam und Eva, wie in der Schöpfungsgeschichte.

Außerdem höre ich immer mehr Nachrichten im Fernseher oder im Radio, dass sich Corona nach und nach über Deutschland und der ganzen Welt verbreitet. Immer mehr Maßnahmen werden von der Regierung getroffen, um das Virus in Schach zu halten.

Ich denke immer wieder daran, dass ich Schuld an Corona habe. Corona deute ich ebenfalls als versteckten Hinweis, der nur für mich bestimmt ist.

Ich kann nicht wirklich reflektieren, was mit mir geschieht. Jedoch habe ich im Gefühl, dass das vielleicht meine zweite Psychose sein könnte. In einer Psychose verschwimmt die Trennlinie zwischen Realität und Einbildung. Während ich so dasitze und schweigend nachdenke, passiert genau das mit mir.

Ich bin gerade in der Hölle und blicke durch das Loch in der Decke zum Himmel hinauf. Vielleicht bin ich auch nicht Gott, sondern Jesus. Seine Leidensgeschichte ist auch meine Leidensgeschichte. Wenn ich genug gelitten habe, komme ich vielleicht wieder aus der Hölle heraus.

Auch das Kribbeln in meinem Kopf fängt an, stärker zu werden. Normalerweise dient mir dieses

Gefühl als Warnzeichen, wenn mein Körper seine Grenzen erreicht hat. Wenn ich überarbeitet, nervös oder gestresst war, war das Kribbeln stets ein Zeichen, dass ich auf die Bremse treten muss. In Florenz habe ich es auch gespürt.

Jetzt kann ich jedoch nicht darauf eingehen. Vielleicht hätte ich die Tabletten doch nicht absetzen sollen. Doch jetzt ist es dafür zu spät. Ich habe keine Tabletten, die ich schlucken kann, um dem Prozess entgegenzuwirken. Das Kribbeln erreicht seinen Höhepunkt. Ich stehe ruckartig von meinem Sessel auf und sage immer wieder wie ein Mantra zu Lisa, meinem Papa und seiner neuen Frau: „Eva ist die Lösung. Ich muss Eva weitermalen."

Meine Familie versucht, mich davon abzuhalten. Sie wissen, dass ich mich gerade in einer Psychose befinde und schwer aufzuhalten bin. Meine Gedanken befehlen mir, Eva weiterzumalen. Denn wenn Eva fertig ist, muss ich noch Adam malen. Und dann ist meine Aufgabe erfüllt. Ich bin Gott und das ist es, was ich zu tun habe.

Währenddessen versuchen meine Familie und meine Freundin, mich ins Auto zu bringen. Mein Vater hat bereits in der Psychiatrie, in der ich noch vor ein paar Wochen gewesen bin, angerufen und gesagt, dass er mich dort hinfahren würde. Das ist der einzige Ausweg, der ihm noch bleibt. Allein kann meine Familie mir nicht helfen. Dafür ist die

Psychose zu intensiv, als dass ich nur auf die Hilfe meiner Familie zählen kann.

Also packen mich Lisa und mein Papa an den Armen und versuchen, mich aus dem Keller nach oben zu bringen, wo das Auto steht. Ich wehre mich sehr dagegen und möchte nicht fortgebracht werden, obwohl ich, wenn ich klarer hätte denken können, das vielleicht für die beste Lösung gehalten hätte.

Insgesamt brauchen mein Papa und Lisa eine Stunde, um mich vom Keller ins Auto zu bringen. In dem Moment weiß ich noch nicht, dass ich es mit einer neuen Krankheit zu tun habe, die mich nicht nur unter Wahnvorstellungen leiden lässt, sondern auch unter Halluzinationen. Wenn ich Lisa, meinem Vater und meiner Stiefmutter ins Gesicht sehe, sehe ich sie nur als verzerrte Fratzen. Ihre Augen sind groß, ihre Münder hingegen klein.

Ihre Blicke sind starr auf mich gerichtet und durchbohren mich. Das kann nur eines bedeuten. Sie sind Dämonen. Denn ich befinde mich gerade in der Hölle. Sie sind Wesen, die mir etwas Schlimmes antun und mich von meiner Aufgabe abbringen wollen, mein Meisterwerk zu vollenden.

„Ihr seid Dämonen", kommt es plötzlich aus mir heraus.

„Wir sind keine Dämonen, wir wollen dir helfen", sagt Lisa und versucht, mich zu beruhigen.

Ich halte jedoch an meinen Vorstellungen fest und steige nur widerwillig ins Auto. Später erzählt Lisa, dass das die schlimmste Autofahrt gewesen ist, die sie jemals gehabt hat. Sie dachte die ganze Zeit, dass ich im nächsten Moment aus dem Auto springen würde. Keiner weiß, was mit mir passiert. Meine Familie kann nur auf die Hilfe der Ärzte hoffen, zu denen sie mich nun bringen.

Bei der Psychiatrie angekommen, werde ich schon von einem Team aus Ärzten und Pflegern empfangen, die am Eingang stehen. Ich wehre mich immer noch sehr dagegen, in die Klinik zu gehen.

Mein Papa und Lisa müssen mich an beiden Armen packen und beinahe zu den Pflegern tragen.

Als ich am Eingang der Klinik angekommen bin, sagt eine der Pflegerinnen: „Ihre Familie macht sich große Sorgen um Sie."

In meiner Erinnerung spielt sich alles um meine zweite Psychose sehr schnell ab. Allein, dass Lisa und mein Papa mich ins Auto geschleppt haben, fühlt sich für mich wie zehn Minuten an. Auch die Phase vorher mit dem langanhaltenden Schweigen ist für mich nur wie ein kurzer Ausschnitt. In Wirklichkeit hat das alles jedoch mehrere Tage gedauert. Tage, in denen ich stets schlecht geschlafen habe und immer gestresster wurde.

Nun stehe ich jedoch vor den Schwestern und Ärzten und weiß nicht, was ich ihnen sagen soll. Auch ihre Gesichter nehme ich verzerrt wahr und denke, dass sie Dämonen sind, die mir etwas Schlimmes antun wollen.

Zwei Schwestern nehmen mich an den Armen und begleiten mich den Flur des Klinikums entlang zu einem Raum, in dem ein Arzt auf mich wartet. Obwohl ich noch vollkommen desorientiert bin, schaffe ich es, vor ihm auf einem Stuhl Platz zu nehmen. Erst schaut mich der Arzt ganz durchdringend an. Dann fragt er: „Wissen Sie, wo sie sind?"

Keine Antwort. Ich weiß immer noch nicht, was mit mir geschieht. Ich weiß zwar, dass ich in der Psychiatrie bin, in der ich schon vorher behandelt wurde. Was die Ärzte und Schwestern jedoch von mir wollen, weiß ich nicht. Der Arzt versucht mich weiter zu fragen, um etwas aus mir heraus zu bekommen: „Haben Sie Halluzinationen?", fragt der Arzt. Nach einer kurzen Pause sage ich: „Ich halte alle Menschen um mich herum für Dämonen."

Der Arzt sieht mich weiter unverwandt an. Er denkt bestimmt, ich sei irre, schwirrt es durch meinen Kopf.

„Haben Sie irgendwelche Wahnvorstellungen?", fragt der Arzt weiter.

„Ich denke, ich habe Schuld an Corona", antworte ich. „Ich denke, ich bin in der Hölle".

Nach einer Pause wendet sich der Arzt von mir ab und bittet eine der Schwestern ins Zimmer. „15 Milligramm sollten reichen", sagt der Arzt zur Schwester, die daraufhin wieder das Zimmer verlässt.„Wir kriegen das wieder hin", sagt der Arzt, als er sich wieder mir zuwendet.

Die Schwester betritt kurz darauf wieder das Zimmer. In ihren Händen hält sie eine kleine Tablette und ein Glas Wasser. Sie reicht mir beides und bittet mich, die Tablette mit dem Wasser runterzuspülen. Als ich sie herunterschlucke, begleitet mich die Schwester aus dem Arztzimmer heraus und führt mich zu einem großen Raum mit vielen Betten. Auf manchen von ihnen liegen Patienten, lesen ein Buch oder unterhalten sich miteinander.

„Das hier ist Ihr Bett", sagt die Schwester und deutet auf ein Bett, welches in einer Ecke des Raumes steht.

Kurz nachdem ich die Tablette genommen habe, merke ich, dass ich schnell sehr müde werde. Deswegen lege ich mich auf das Bett und decke mich zu. Während ich mich umsehe, merke ich, wie die verzerrten Gesichter der anderen Menschen im Raum wieder zu normalen Gesichtern werden. Um mich herum sind keine Dämonen mehr. Ich schließe die Augen. Bevor ich einschlafe, schießt noch einmal alles durch meinen Kopf, was in den letzten Tagen passiert ist. War das alles real? Was ist mit diesen Dämonen, die ich gesehen habe? Oder mit dem Bild meiner Schwester Eva und der Schöpfungsgeschichte? Für mich fühlt sich das alles sehr surreal an. Wenige Minuten später falle ich in einen tiefen Schlaf.

10. Psychiatrie, die Zweite

Als ich wieder aufwache, merke ich erst, wo ich mich befinde. Ich befinde mich in einem großen Schlafsaal. In dem Raum und draußen auf dem Gang sind mehrere Patienten, die sich miteinander unterhalten oder in ihren Betten liegen. Das ist eine andere Station als die, auf der ich noch während meiner ersten Psychose gewesen bin. Es handelt sich um die geschlossene Station, die ein bisschen anders aufgebaut ist als die offene Station. Zum Beispiel wird die ganze Station jederzeit von Schwestern und Pflegern beobachtet und kontrolliert. Ihr Kontrollpunkt ist in der Mitte des großen Schlafsaales aufgebaut. Auf der offenen Station hingegen gibt es ein eigenes Stationszimmer nur für Pfleger und Schwestern.

Als sie sieht, dass ich wach geworden bin, kommt eine Schwester auf mich zu und sagt zu mir, dass mich ein Anruf am Stationstelefon erwartet. Ich gehe aus dem großen Schlafsaal hinaus in den Gang der geschlossenen Station. Am Eingang hängt ein Telefon an der Wand. Ich nehme den Hörer in die Hand und halte ihn an mein Ohr. Auf der anderen Leitung ist mein Vater.

„Geht es dir schon wieder besser?", fragt er mich.

„Ja, mir geht es schon wieder besser. Ich bin gerade von einem langen Schlaf aufgewacht", antworte ich. „Was ist denn genau passiert?"

In meinem Kopf ist es so, als hätte sich über die vergangenen Tage ein dichter Nebel gelegt – vor allem über gestern. Ich kann mich nicht mehr an alles erinnern, was mit mir passiert ist.

„Du hast geglaubt, wir sind Dämonen", sagt mein Papa nach einer kurzen Pause. „Außerdem hast du gedacht, du seist in der Hölle."

„Oh Mann, das tut mir wirklich leid", sage ich

„Du brauchst dich überhaupt nicht zu entschuldigen", sagt mein Papa. „Du kannst da nichts dafür."

„Aber jetzt geht es mir schon wieder besser."

„Das freut mich", sagt mein Vater. „Wir haben uns große Sorgen um dich gemacht. Wir wussten alle nicht, was mit dir passieren würde, nachdem wir dich in die Klinik gefahren haben."

„Das wusste ich auch nicht, als ich hierhergekommen bin. Ich war orientierungslos. Aber jetzt bin ich auf der geschlossenen Station und werde hoffentlich gut behandelt", sage ich.

Ich merke, wie ihn das beruhigt. Als das Gespräch vorbei ist, wartet bereits ein weiterer Arzt auf mich. Er erwartet mich in seinem Arztzimmer. Es ist ein anderer Arzt als der, der mich nach meiner Psychose direkt empfangen hat. Er möchte noch einmal genau von mir wissen, was passiert ist. Also erzähle ich ihm alles detailliert, was bei meinem Papa zuhause passiert ist. Zumindest alles, woran ich mich erinnern kann.

„Haben Sie Stimmen gehört?“, fragt mich der Arzt daraufhin.

„Nein, aber ich habe Halluzinationen gesehen“, antworte ich.

Dann überlegt der Arzt einen Augenblick und schaut auf meine Krankenakte, die er in der Hand hält.

„Sie waren schon einmal bei uns in Behandlung, oder?“

„Ja, vor ein paar Wochen war ich schon einmal bei Ihnen in der Klinik, aber auf einer anderen Station.“

„Wie war da die Diagnose?“

„Psychose“, sage ich.

Dann schaut der Arzt wieder auf meine Krankenakte. „Angesichts der Halluzinationen und der Wahnvorstellungen, die Sie schildern, handelt es sich wohl um Schizophrenie“, meint der Arzt.

Als er das sagt, merke ich, wie mir das Herz ein paar Etagen tiefer rutscht. Ich muss an den Artikel denken, den ich beim ersten Mal im Krankenhaus gelesen habe. Und an das, was der Mitpatient zu mir gesagt hat: Schizophrenie ist nicht heilbar.

Ich nicke nur höflich und sage dem Arzt nichts weiter. Ich bin viel zu sehr mit mir selbst und meiner neuen Diagnose beschäftigt, um ihm zu antworten. Also gehe ich wieder nach draußen in den großen Gang, wo sich die anderen Patienten aufhalten.

Schizophrenie also. Irgendwie habe ich schon die ganze Zeit gespürt, dass ich diese Krankheit habe. Dafür haben die Symptome von Anfang an viel zu gut dafür gepasst.

Ich lege mich auf mein Bett, hole mein Handy heraus und recherchiere alles, was ich über Schizophrenie finden kann. Ich lese viel darüber, dass Schizophrenie nach dem heutigen Kenntnisstand der Medizin gut behandelbar ist. Es wird immer ausdrücklich darauf hingewiesen, konsequent die Tabletten zu nehmen, die einem verschrieben werden. Nur so sind ein guter Verlauf der Krankheit und ein geregeltes Leben wieder möglich.

Habe ich vielleicht einen Fehler gemacht, indem ich meine Tabletten selbstständig abgesetzt habe? Hätte ich sie vielleicht weiternehmen sollen? Es war ein Fehler, wie ich nun einsehe. Aber in dem Moment war es für mich die richtige Entscheidung. Ich wollte nicht den ganzen Tag im Bett liegen und schlafen. All das geht mir durch den Kopf. Vielleicht war es doch nicht so schlecht, dass ich noch einmal eine Psychose bekommen habe. Vielleicht war das der Paukenschlag, den ich gebraucht habe, um jetzt zu wissen, dass Tabletten notwendig sind.

Während meines Aufenthaltes auf der Geschlossenen rede ich selten mit anderen Mitpatienten und ziehe mich mehr zurück. Viel zu sehr bin ich noch mit dem beschäftigt, was mir in meiner zweiten Psychose passiert ist, und mit meiner neuen Diagnose. Die Gespräche zwischen den anderen Patienten, die ich manchmal mitbekomme, wenn ich an ihnen vorbeilaufe, handeln in der Regel nur von einem Thema: Corona.

Sie reden über die Maßnahmen, die die Regierung beschlossen hat, um die Verbreitung des Virus einzudämmen. Und sie reden auch darüber, wie diese Maßnahmen das tägliche Leben und das Miteinander einschränken.

In der Psychiatrie gelten diese Maßnahmen ebenfalls. Dementsprechend ist auf der ganzen Station das Einhalten eines Sicherheitsabstandes vorgeschrieben. Undenkbar wäre die Situation, wenn ein Corona-Fall mitten auf der Station ausbrechen würde. Die Konsequenzen wären drastisch.

Wir dürfen ebenfalls keinen Besuch empfangen. Ich darf also nicht meinen Papa, meine Mama oder Lisa sehen, die ich sehr vermisse. Dieser Punkt ist nicht zuletzt einer der Gründe, warum ich mich bei diesem Aufenthalt in der Psychiatrie sehr einsam fühle.

Was mir bleibt, sind die Telefonate mit den Menschen, die mir am Herzen liegen. Ich telefoniere viel mit Lisa und meinen Eltern. In unseren Gesprächen lasse ich jedoch oft durchblicken, dass ich mich hier sehr unwohl fühle. Die Psychose, wegen der mich mein Papa überhaupt in die Klinik gefahren hat, ist zwar vorbei und unter diesem Gesichtspunkt geht es mir schon besser, jedoch fühle ich mich trotzdem sehr schlecht.

Zwei Tage bleibe ich in der geschlossenen Station zur Beobachtung. Am dritten Tag kommt ein Pfleger auf mich zu und meint, dass ich in die offene Station verlegt werde. Jedoch gelten auf der offenen Station dieselben Regelungen wie auf der Geschlossenen. Ich darf dort ebenfalls keinen Besuch empfangen und die Maßnahmen bezüglich des Sicherheitsabstandes gelten dort auch.

Ich bin in dem gleichen Zimmer untergebracht wie noch bei meinem ersten Aufenthalt in der Psychiatrie. Die Müdigkeit,

die mich schon beim ersten Mal ans Bett gezwungen hat, spüre ich dort ebenfalls. Das muss wieder an den Tabletten liegen, die mir gegeben werden.

Ich lerne nach und nach die anderen Mitpatienten kennen, die mit mir auf dem Zimmer sind. Es handelt sich, wie bei meinem ersten Aufenthalt, größtenteils um Suchtpatienten. Ich erinnere mich wieder daran, dass die offene Station eigentlich eine Suchtstation ist. Menschen mit Schizophrenie,

Psychosen oder Depressionen gibt es hier wenige.

Die meiste Zeit verbringe ich im Bett. Die Tabletten machen mich sehr müde. Jedes Mal, wenn ich abends am Stationszimmer stehe und meine Medikamente bekomme, merke ich sofort, wie mich eine starke Müdigkeit überkommt. Ich schlafe nicht nur abends, wenn ich meine Tabletten bekomme, sondern auch fast den ganzen Morgen und den Nachmittag hindurch. Freundschaften oder Bekanntschaften schließe ich hier in der Klinik keine.

Die Gespräche, die ich mit den anderen Mitpatienten führe, sind oberflächlich und flüchtig. Wenn ich mit meiner Familie oder meiner Freundin telefoniere, sage ich immer dasselbe: „Ich möchte nach Hause", sage ich zu ihnen.

„Halte noch ein bisschen durch, dir wird dort geholfen", bekomme ich stets als Antwort. Sei es von meinem Papa, meiner Mama oder Lisa.

Wenn es nach mir ginge, würde ich die Klinik sofort verlassen. Bei der nächsten Arztvisite beschließe ich, genau das anzusprechen, was mich beschäftigt. Ich sage, dass die Tabletten mich sehr müde machen, ich den ganzen Tag schlafe und ich nicht glaube, dass das so der richtige Weg zu meiner Besserung ist.

„Alles klar, wir schreiben Ihnen andere Tabletten auf", sagt mir der Chefarzt bei der Visite.

Ganz den Corona-Maßnahmen gerecht, wird auch bei der Visite Sicherheitsabstand gewahrt. Hände schütteln zur Begrüßung und zum Abschied ist ebenfalls verboten. Währenddessen tragen auch alle, die im Raum sind, Schutzmasken.

Vielleicht sind die neuen Tabletten genau das, was ich gerade brauche, und diese Müdigkeit geht wieder weg. Was ich jedoch in meiner kurzen Zeit, die ich an Schizophrenie erkrankt bin, gelernt habe, ist, dass Medikamente immer mit Nebenwirkungen verbunden sind. Es kommt letzten Endes darauf an, ob man die Nebenwirkungen in Kauf nimmt, um vor weiteren Psychosen geschützt zu sein.

Nach einer kurzen Recherche im Internet finde ich heraus, dass meine neuen Tabletten als Gegenreaktion zu den alten Tabletten entwickelt wurden. Viele Menschen, so wie ich, haben die Erfahrung gemacht, dass sie unter großer Müdigkeit gelitten haben. Die neuen Tabletten sollen laut dem Internet für ein aktiveres Leben sorgen. Auf den ersten Blick ist das nicht schlecht.

Was ich jedoch spüre, sobald ich die neuen Tabletten zu mir nehme, ist ein starker Bewegungsdrang. Ein Bewegungsdrang, der mich zwar nicht müde macht, der jedoch dafür sorgt, dass ich unruhige Beine bekomme und nicht mehr ruhig stehen kann.

Selbst wenn ich liege oder sitze, muss ich meine Beine bewegen. Es ist so, als ob unter meinen Füßen ein Feuer lodern würde, das mich dazu zwingt, mich in Trippelschritten zu bewegen. Zusätzlich merke ich, dass ich Sprachstörungen bekomme. Sobald ich versuche, einen Satz zu sagen, kommen unwillkürlich Laute aus mir heraus, die meine Sprache unterbrechen. Das macht es mir schwer, mit anderen Menschen zu kommunizieren. Ich kann die Laute zwar unterdrücken, wenn ich mich darauf konzentriere, jedoch machen mir diese Nebenwirkungen das Leben zusätzlich schwer.

Das hat zur Folge, dass ich mich während meiner Zeit in der Psychiatrie immer mehr abschotte und Gespräche mit anderen Patienten oder Pflegern vermeide. Sie würden mich bestimmt für verrückt halten, wenn sie hören, dass ich diese Sprachstörungen habe.

Für mich geht die Rechnung unter den neuen Tabletten nicht auf. Auf der einen Seite soll ich dadurch geschützt sein vor Psychosen, auf der anderen Seite machen mir die neuen Tabletten das Leben zur Hölle. Ich bin mir sicher, dass ich mit diesen Medikamenten nicht das Leben führen kann, das ich unbedingt wieder zurückhaben will. So kann ich auf keinen Fall malen. Oder mein Studium fortführen. Oder Zeit mit meiner Familie verbringen. Ich kann so auch keine Beziehung mit

Lisa führen, wenn ich nicht normal mit ihr reden kann.

Schnell wird mir klar, dass diese Psychiatrie nicht der Ort ist, an dem ich von meiner Krankheit geheilt werden kann, sofern eine Heilung überhaupt möglich ist. Ich fühle mich von Tag zu Tag schlechter. Wegen Corona fallen noch mehr Therapien aus als bei meinem ersten Aufenthalt. Unter anderen Umständen hätten sie mir vielleicht dabei helfen können, besser mit meiner Krankheit umzugehen. Keine Ergotherapie, in der ich malen und mich ablenken könnte. Kein Gespräch mit einem Psychologen, dem ich anvertrauen könnte, was mir gerade durch den Kopf geht. Corona hat die Psychiatrie so sehr im Griff, dass es außer den Mahlzeiten und den Tabletten-Einnahmen nichts anderes gibt.

Alle drei Tage ist Visite im Arztzimmer. Bei der nächsten Visite beschließe ich, zu lügen und den Ärzten zu sagen, dass es mir gut geht. Ich habe mir einen Plan zurechtgelegt, damit ich endlich wieder nach Hause kann. Ich sage zum Arzt, dass die Tabletten mir guttun, dass ich weniger müde und viel aktiver bin. Von dem Bewegungsdrang und den Sprachstörungen versuche ich, mir nichts anmerken zu lassen. Wenn ich mich darauf konzentriere und das Gespräch so kurz wie möglich halte, glauben sie vielleicht, dass alles in Ordnung ist.

„Wie geht es Ihnen?", fragt mich der Chefarzt bei der Visite.

„Mir geht es gut. Ich bin viel aktiver als vorher und weniger müde", antworte ich.

„Das klingt gut. Wenn das so ist, wollen wir Sie noch für ein paar Tage zur Beobachtung hierlassen", sagt der Arzt.

„Wie sieht es mit einer Entlassung aus?", frage ich.

„Wenn es Ihnen weiter so gut geht, spricht nichts gegen eine Entlassung."

„Das freut mich", sage ich.

„Wie geht es denn für Sie weiter, wenn wir Sie entlassen?", fragt der Arzt abschließend.

Ich überlege kurz und versuche, so gefasst wie möglich zu antworten, um mir nichts von meinen Sprachstörungen anmerken zu lassen: „Ich werde mich weiter um mein Studium kümmern. Außerdem werde ich weiter malen. Das ist meine Leidenschaft, das erfüllt mich."

„Sie hatten doch auch eine Ausstellung in Florenz? Das steht in Ihrer Krankenakte".

„Ja, das stimmt. In Florenz hatte ich meine erste Psychose, damit fing alles an."

Alles rund um die Ausstellung schießt mir wieder blitzartig in den Kopf. Ich muss daran denken, wie alle Blicke auf mich gerichtet waren. Ich muss auch daran denken, wie mich meine Schwester besucht hat und mir eine Freude machen wollte.

Richtig freuen konnte ich mich zu diesem Zeitpunkt leider nicht, weil ich mich von Minute zu Minute unwohler gefühlt habe. Ich denke auch an den Galeriebesitzer, der jetzt wegen Corona seine Ausstellung schließen muss. Italien hat es unter den europäischen Ländern mit am schlimmsten getroffen. Doch nun, in diesem Moment, ist es nicht wichtig, ob ich Bilder bei der Ausstellung verkaufen kann oder sich Menschen meine Gemälde ansehen. Jetzt bin ich hier in der Psychiatrie. Genau in diesem Moment ist es am wichtigsten, dass ich diese Visite so schnell wie möglich beende und der Arzt nichts von meinen Nebenwirkungen bemerkt.

„Sie sollten sich eine Psychiaterin suchen, die Sie auch über die Klinik hinaus weiter behandelt und Ihnen Tabletten verschreibt", sagt der Arzt und reißt mich plötzlich aus meinem Kopfkino heraus.

Das klingt für mich sehr einleuchtend. Jemand, der mich auch weiter mit meiner Krankheit begleitet, mich behandelt und mir vielleicht endlich die richtigen Tabletten verschreibt, so jemanden kann ich gebrauchen.

„Wir geben Ihnen die Nummer einer unserer ambulanten Psychiaterinnen. Die rufen Sie an und machen mit ihr einen Termin aus", sagt der Arzt und drückt mir einen kleinen Zettel in die Hand, auf dem eine Nummer geschrieben ist.

Ich nehme den Zettel an mich und stecke ihn in meine Hosentasche.

„Ich wünsche Ihnen alles Gute", sagt der Arzt zum Abschied.

Mein Plan geht auf. In ein paar Tagen werde ich entlassen. Zwar fühle ich mich noch überhaupt nicht so, wie ich mich zu einer Entlassung eigentlich fühlen sollte, aber das ist gerade nicht wichtig. Wichtig ist die Tatsache, dass ich wieder zu meiner Familie kann. Ich kann es auch kaum erwarten, Lisa wieder in den Arm zu nehmen.

Dann denke ich an meine weitere Behandlung und nehme den Zettel heraus, den ich die ganze Zeit in meiner Hosentasche trage. Ich hole mein Handy und gebe die Ziffern, die auf dem Zettel stehen, ein. Nach einem kurzen Freizeichen meldet sich eine Frauenstimme am anderen Ende der Leitung: „Psychiatrische Institutsambulanz, hallo", sagt die Frau.

„Hier ist Hohner, ich befinde mich gerade zur Behandlung in der Klinik und soll mit Ihnen über meine weitere Therapie reden", antworte ich.

„Ich habe schon gehört, dass Sie sich melden werden. Wie geht es Ihnen denn?", fragt mich die

Psychiaterin.

„Mir geht es schon viel besser", sage ich. „Können wir uns persönlich treffen?"

Noch möchte ich der Psychiaterin die Nebenwirkungen verheimlichen. Ich plane, ihr erst davon zu erzählen, wenn ich sie persönlich treffe. Und wenn ich aus dieser Klinik entlassen werde.

„Natürlich können wir uns persönlich treffen. Wann passt es Ihnen?"

„Am besten möglichst bald. Ich werde voraussichtlich in ein paar Tagen entlassen. Wie sieht es in einer Woche bei Ihnen aus?"

„In einer Woche ist gut. Ich würde sagen, wir sehen uns dann."

Ich lege große Hoffnungen in die Psychiaterin. Vielleicht kann sie mir auch etwas über die Nebenwirkungen sagen, die mir das Leben gerade schwer machen oder mir vielleicht andere Tabletten verschreiben, die besser sind als die, die ich jetzt habe. Es wäre auch gut, wenn sie mir generell etwas über Schizophrenie erzählen und mir sagen könnte, wie ich mich in Zukunft auf die Krankheit einstellen soll. Noch ist mein Wissen, welches ich über die Krankheit besitze, sehr überschaubar. Alles, was ich darüber weiß, fußt lediglich auf ein paar Artikeln, die ich im Internet gelesen, und auf wenigen Gesprächen, die ich mit Patienten geführt habe.

Vielleicht kann mir die Ärztin sagen, ob sich ein normales Leben mit der Krankheit führen lässt oder ob der Mitpatient, mit dem ich mich unterhalten habe, recht hat und Schizophrenie doch eine unheilbare Krankheit ist.

Zwei Tage nach der Visite werde ich aus der Klinik entlassen. Mein Papa holt mich mit dem Auto ab. Sobald ich mich auf den Beifahrersitz setze, kann ich kaum ruhig sitzen und fange an, mit meinen Beinen zu wackeln. Ich bewege meine Füße auf und ab. Mein Vater merkt, dass etwas nicht stimmt und dass ich nicht vollständig geheilt bin, obwohl ich gerade aus der Klinik komme. Er fragt mich, wie es mir geht und ob ich mich besser fühle. Meine Antwort wird jedoch stets unterbrochen von den Sprachstörungen, die immer wieder meine Sprache unterbrechen. Zwischen den Sätzen sage ich „lalala" oder „schalala". Deswegen fragt mich mein Papa: „Dir geht es nicht gut, oder?"

„Nein, überhaupt nicht", sage ich nur.

Während der ganzen Autofahrt sagen wir beide kein Wort mehr.

11. Zuhause

Als ich mit meinem Vater bei der Apotheke meine Tabletten hole, damit ich sie zuhause auch weiter nehmen kann, schaue ich sofort auf den Beipackzettel, der in der Verpackung liegt.

Darauf steht, dass die häufigste Nebenwirkung Bewegungsstörungen sind, die sich vor allem in unruhigen Beinen äußern. Bei den seltenen Nebenwirkungen steht, dass sich die Tabletten auch auf die Sprache auswirken können. Die Sprachstörungen sind demzufolge zwar selten, können aber nichtsdestotrotz vorkommen. Ich bin ein bisschen beruhigt, dass ich nicht der Einzige bin, der diese Nebenwirkungen hat. Dieses gute Gefühl hält jedoch nicht lange an. Wir fahren zusammen nach Hause, wo schon meine Stiefmutter auf mich wartet. Sie möchte ebenfalls wissen, wie es mir geht. Jeder Satz, den ich ihr als Antwort sage, ist von Sprachstörungen bestimmt.

Auch empfinde ich eine immer stärker werdende Energielosigkeit. Ich habe die vergangenen Tage nicht gut geschlafen, weil ich nie ruhig liegen konnte. Wenn ich versucht habe einzuschlafen, bin ich stets aufgestanden und in der Klinik hin- und hergelaufen. Daran ändert sich auch nichts, als ich wieder zuhause bin. Viele Nächte liege ich wach im Bett und muss meine Beine bewegen. Ich kann so lange schlafen und mich auch tagsüber ausruhen, aber ich fühle mich trotzdem sehr energielos.

Sogar einfachste Aufgaben werden für mich zu unüberwindbaren Schwierigkeiten. Es fällt mir schwer, Haare zu waschen oder mich zu duschen. Kurze Spaziergänge werden für mich zu einer Herkulesaufgabe, weil mir die Energie fehlt. Die meiste Zeit laufe ich im Haus meines Vaters hin und her und lasse unwillkürliche Laute aus mir heraus. In diesem Zustand kann ich gar nicht daran denken, mein Studium fortzusetzen oder weitere Bilder zu malen. Im Keller des Hauses meines Vaters steht noch immer das unfertige Gemälde meiner Schwester Eva.

Ich versuche, mich regelrecht dazu zu zwingen, das Bild weiter zu malen.

Das Malen des Gemäldes wird für mich zum Gradmesser, wie viel Energie mein Körper hergibt und wie viel ich schaffen kann. Die ersten Tage schaffe ich es, nur zehn Minuten am Stück zu malen. Dann habe ich keine Kraft mehr, um weiterzumachen. Aus zehn Minuten werden zwanzig Minuten und dann zu einer halben Stunde. Früher konnte ich mehrere Stunden am Stück malen. Wie ein Besessener habe ich teilweise Bilder in einer Sitzung gemalt, bis sie fertig waren – vom Anfang bis zum Schluss. Das war wahrscheinlich auch einer der Gründe, warum die Schizophrenie überhaupt bei mir ausgebrochen ist. In sämtlichen Artikeln, die ich über die Krankheit gelesen habe, steht, dass Schlaf ein wichtiger Aspekt ist, ob bei jemandem Psychosen ausbrechen oder nicht. Zusätzlich zu einer genetischen Komponente.

Jetzt versuche ich wieder, in meine alte Form zu kommen und meine Produktivität zu steigern, indem ich mich an kleine Aufgaben setze. Sei es das Malen eines Bildes oder einen Text lesen für mein Studium oder ganz einfache Haushaltsaufgaben. Es fällt mir sehr schwer, irgendetwas auf die Beine zu stellen. Nach vielen Sitzungen, in denen ich nur wenige Minuten arbeiten kann, nimmt das Porträt meiner Schwester Form an. Es ist das wahrscheinlich schwerste Bild, welches ich je gemalt habe. Das liegt allerdings nicht daran, dass das Bild sonderlich kompliziert ist. Vielmehr liegt es an meinem Zustand.

Eines Tages kommen mich Eva und meine Mama besuchen. Wir drei gehen zuerst eine Runde spazieren und unterhalten uns.

„Es tut mir leid, dass ich dein Bild nicht fertigbekomme“, sage ich zu Eva.

„Das ist kein Problem. Du bist krank, also nimm dir so viel Zeit, wie du brauchst. Ich will nur, dass es dir gut geht“, antwortet Eva.

Nachdem wir ein paar Meter gelaufen sind, merke ich, wie mir immer mehr die Energie fehlt.

Ich kann nach kurzer Zeit nicht weiterlaufen. Daraufhin greifen mir eine Mama und Eva unter die Arme und stützen mich. Ich fühle mich wie ein alter Mann im Körper eines jungen Menschen. Meine Krankheit zwingt mich buchstäblich in die Knie.

„Ich schaffe das nicht mehr", sage ich, während wir so weiterlaufen.

„Natürlich schaffst du das", sagt meine Mutter prompt.

„Ich werde bestimmt nie wieder gesund."

„Klar wirst du wieder gesund. Du darfst einfach die Hoffnung nicht verlieren."

„Ich habe langsam keine Hoffnung mehr. Nichts kann mir helfen."

„Du hast doch bald das Gespräch mit der Psychiaterin. Die kann dir bestimmt helfen."

„Die verschreibt mir bestimmt Tabletten, die genauso schlimm sind wie die, die ich jetzt habe."

„Warte erstmal ab. Ich habe da gute Hoffnung, dass sie dir helfen kann", sagt meine Mutter.

Als wir wieder beim Haus meines Vaters sind, setzen wir uns auf die Terrasse, die im Garten angelegt ist. Um den großen Tisch in der Mitte der Terrasse sitzen mein Vater, meine Mutter, meine Stiefmutter, Eva und ich. Ich sehe, wie sich die vier miteinander unterhalten. Ich ziehe mich jedoch aus den Gesprächen zurück, weil ich nicht will, dass sie meine Sprachstörungen hören. Obwohl es mir sehr schlecht geht und ich mich immer mehr sozial isoliere, beobachte ich etwas sehr Positives, was gerade passiert. Seit Florenz ist mir eigentlich nur Negatives im Zuge meiner Krankheit widerfahren. Jetzt passiert jedoch etwas, was ein kleiner Lichtblick für mich ist. Meine Familie ist wieder ein kleines Stück mehr zusammengewachsen. Meine Eltern reden zum ersten Mal seit der Scheidung wieder miteinander.

Ein Moment bleibt mir dabei besonders im Gedächtnis: Irgendwann stehen wir drei, mein Papa, meine Mama und ich, auf und umarmen uns.

„Wir schaffen das zusammen", sagt mein Papa.

Für einen Moment scheint all das Negative vergessen. Es scheint vergessen, dass ich noch vor ein paar Wochen eine Psychose hatte. Es scheint vergessen, dass ich völlig energie- und antriebslos bin. Es scheint vergessen, dass ich nicht normal reden kann. Was in diesem Moment zählt, sind wir drei, unsere Umarmung und das Wissen, dass wir das gemeinsam schaffen und nach dieser schweren Zeit wieder gute Zeiten folgen werden.

Besuche wie die von Eva und meiner Mutter sind gerade eher eine Seltenheit. Die Corona-Maßnahmen haben ihren Höhepunkt erreicht. Die Regierung hat einen bundesweiten Lockdown verhängt. Man darf nur Personen aus einem weiteren Haushalt sehen. Zudem darf das Haus nur aus notwendigsten Gründen verlassen werden, wie zum Beispiel zum Einkaufen.

Zwar sind diese Einschränkungen und Maßnahmen etwas, wodurch ich mich zusätzlich zu den Nebenwirkungen eingeschränkt fühle. Nichtsdestotrotz ist diese ganze Corona-Situation für mich mit versteckten Vorteilen verbunden. Mein Papa wird während dieser Zeit, in der ich mich zuhause wieder in mein altes Leben zurückkämpfe, nicht müde zu wiederholen, dass Corona das Beste ist, was mir gerade passieren konnte.

„Du verpasst überhaupt nichts und kannst dich uneingeschränkt auf dich und deinen Heilungsprozess konzentrieren", sagt er immer wieder.

Ich muss ihm in der Hinsicht Recht geben. Zwar ist die ganze Corona-Lage für viele Menschen sehr schwer. Jedoch ist das wahrscheinlich der beste Zeitpunkt, um gegen meine Krankheit anzukämpfen. Andere Menschen können, so wie ich, auch nichts unternehmen, außer zuhause zu bleiben.

Ein paar Tage, nachdem mich meine Mutter und Eva besucht haben, habe ich meinen Termin bei meiner Psychiaterin. Ich sehe dem Treffen schon gespannt entgegen und hoffe, dass mir die Ärztin helfen kann, dass ich mein normales Leben wiederbekomme.

Trotzdem spüre ich ein bisschen Angst angesichts des Gespräches. Wie wird die Psychiaterin reagieren, wenn sie meine unruhigen Beine sieht? Wie wird sie reagieren, wenn ich keinen ganzen Satz herausbekomme und ständig diese Sprachstörungen habe? Vielleicht wird sie mich, wie die Pfleger bei meinem ersten Krankenhaus-Aufenthalt, für verrückt halten. Ich klopfe an die Tür des Arztzimmers und ziehe meine Atemschutzmaske auf. Anders geht es gerade nicht, wenn man Menschen trifft, die nicht zum gleichen Haushalt gehören.

„Herein", sagt eine Frauenstimme aus dem Inneren des Zimmers.

Ich öffne die Tür und trete ein. Vor mir sitzt an einem Computer eine Frau in weißem Arztkittel und mit dunklen Haaren. Sie bittet mich, auf einem Sessel in der Ecke des Zimmers Platz zu nehmen. Ich setze mich hin und merke sofort, dass meine Beine unruhig werden. Ich bewege meine Füße auf und ab. Die Ärztin merkt meine Unruhe, geht jedoch nicht sofort darauf ein, sondern fragt mich, wie es mir geht.

„Mir geht es sehr schlecht", sage ich und zeige auf meine Füße. „Ich habe ständig diesen Bewegungsdrang und muss meine Beine bewegen. Das ist sehr einschränkend für mich."

Während ich spreche, muss ich mich regelrecht

zusammenreißen, dass ich nicht die Sprachstörungen von mir gebe. Trotz meiner Anstrengung wird jeder Satz von unwillkürlichen Lauten unterbrochen wie „lalala".

„Der Bewegungsdrang ist eine klassische Nebenwirkung der Tabletten, die Sie gerade nehmen. Es wundert mich nicht, dass Sie unruhige Beine haben. Viele Patienten, die ich behandle, klagen darüber, wenn ich ihnen diese Medikamente verschreibe."

Auf eine gewisse Weise besänftigt mich das, was mir die Psychiaterin sagt, dass ich nicht der Einzige bin, der diese unruhigen Beine hat.

„Diese Sprachstörungen sind hingegen sehr ungewöhnlich und sind mir ehrlich gesagt noch nie unter die Augen gekommen", sagt die Psychiaterin.

„Geht das wieder weg?", frage ich.

„Naja, bei manchen geht dieser Bewegungsdrang nach ein paar Wochen wieder weg. Andere leiden Monate unter diesen Nebenwirkungen, ehe ihnen andere Tabletten verschrieben werden", sagt die Ärztin, „zu den Sprachstörungen kann ich hingegen nichts sagen."

Ich weiß nicht so recht, was ich darauf entgegnen soll. Ich bin mir sicher, dass ich es keine Monate mit diesen Nebenwirkungen aushalte, geschweige denn Wochen. Am liebsten möchte ich, dass die

Nebenwirkungen sofort aufhören.

„Wie gut schlafen Sie denn?", fragt mich die Ärztin.

„Nicht besonders gut. Dieser Bewegungsdrang lässt mich sehr schwer einschlafen. Richtig durch- und ausschlafen kann ich auch nicht. Das sorgt dafür, dass ich während des Tages sehr energielos bin und nicht das machen kann, was ich sonst eigentlich immer geschafft habe", antworte ich.

„Sie wissen hoffentlich, dass Schlaf ein sehr wichtiger Bestandteil ist, um gegen die Krankheit anzukämpfen."

„Ja, das weiß ich. Das habe ich in vielen Artikeln gelesen."

Dann überlegt die Psychiaterin einen Moment und schaut mich an, ehe sie sagt: „Lassen Sie mich einen Vorschlag machen. Was halten Sie davon, dass ich Ihnen andere Tabletten verschreibe. Tabletten, die nicht diese Nebenwirkungen haben, unter denen Sie gerade leiden. Dann können sie hoffentlich besser schlafen."

„Ja, das klingt gut."

„Dann lassen Sie mich alles vorbereiten und ich schreibe Ihnen ein Rezept auf, das Sie heute noch zur Apotheke bringen können", meint die Psychiaterin, dreht sich zu Ihrem Computer um und druckt wenig später ein Rezept für die neuen Tabletten aus.

„Haben Sie sonst noch irgendwelche Fragen an mich?“, fragt die Ärztin.

Ich überlege einen kurzen Moment und frage die Ärztin dann: „Wie entstehen überhaupt Psychosen?“

„Nun, ein in Anführungsstrichen normales Gehirn besitzt einen Filter, der zwischen wichtigen und unwichtigen Informationen sortieren kann“, setzt die Ärztin an. „Bei einer Psychose gibt es diesen Filter jedoch nicht. In einer Psychose gibt es für das Gehirn nur wichtige Informationen.“

Das, was die Ärztin gesagt hat, ist wohl der Grund, warum ich während meiner Psychosen immer alles als versteckte Hinweise gedeutet habe, denke ich. Selbst in kleinste Details wie Zettel, Fernsehsendungen oder Gemälde habe ich viel hineininterpretiert.

„Das liegt an einem Dopamin-Überschuss im Gehirn. Dieser sorgt dafür, dass manche Menschen Psychosen erfahren und andere nicht“, fährt die Psychiaterin fort.

Der Grund dafür, dass die Ausstellung in Florenz meine Psychosen ausgelöst hat, lag also schlicht und einfach an einem chemischen Ungleichgewicht im Gehirn. Ich dachte schon, ich habe irgendetwas falsch gemacht, weswegen die Schizophrenie bei mir ausgebrochen ist.

„Haben Sie noch irgendwelche Fragen?“, fragt

die Ärztin.

Da ist tatsächlich eine Frage, an die ich noch denken muss. Eine Frage, die mir seit mehreren Wochen schon auf der Seele brennt. Ich möchte diese Frage endlich klären und aus meinem System schaffen: „Kann ich mit Schizophrenie ein normales Leben führen?"

Für einen Moment überlegt die Ärztin. Dann sagt sie: „Ich habe viele Patienten in Behandlung, die ein ganz normales Leben führen können. Sie haben eine normale Arbeit, sind beschwerdefrei und können ihr Leben so leben, wie sie es wollen, ohne Einschränkungen durch die Krankheit", sagt die Ärztin.

Ihre Worte sind wie Balsam für meine Seele. Seit Florenz und den anschließenden Krankenhausbesuchen habe ich stets gedacht, dass ich für immer mit der Last der Krankheit leben muss und nie mehr mein altes Leben zurückbekomme. Nun, vielleicht bekomme ich wirklich nie mehr mein altes Leben zurück. Aber dafür vielleicht ein neues Leben. Ein Leben, welches sich komplett verändert hat, auf das ich mich aber gut einstellen kann. Dieses Leben ist für mich gerade jedoch noch sehr weit entfernt, denke ich.

„Eines dürfen Sie aber nicht vergessen", fährt die Ärztin fort. „Depressionen sind in unserer Gesellschaft heutzutage anerkannt. Ihre Krankheit jedoch nicht.“

„Das habe ich schon am eigenen Leib gemerkt“, sage ich daraufhin.

Dann erzähle ich meiner Psychiaterin alles rund um die verschiedenen Klinikaufenthalte. Ich erzähle ihr, dass ich bei meiner ersten Behandlung nur „der Patient“ war. Außerdem meinten die Pfleger, dass man Angst vor mir haben muss. Ich habe während dieser Zeit gemerkt, dass Menschen meine Krankheit nicht verstehen. Sie bereitet ihnen Unwohlsein. Sie stempeln mich als verrückt oder wahnsinnig ab. Sie zeigen mir den Scheibenwischer. Oder stoßen mich aus ihrer Gemeinschaft aus. Wie ich jetzt weiß, steckt im Kern der Krankheit jedoch nur ein Ungleichgewicht von Hormonen. Krankheiten wie Diabetes oder Depressionen sind aber ebenfalls auf Hormone zurückzuführen. Wieso sind diese Krankheiten anerkannt, wie die Ärztin sagt, und über Schizophrenie hängt immer noch ein großes Stigma?

„Nun, Genie und Wahnsinn liegen nahe beieinander“, sagt die Ärztin, nachdem ich ihr davon erzähle. „Auf der einen Seite sind sie als Maler sehr kreativ und produzieren Gemälde, auf der anderen Seite haben Sie eine Krankheit, die viele als Wahnsinn abtun, wie Sie sagen.“

Ich habe mich selbst nie als Genie gesehen. Ich habe mich immer als jemanden gesehen, der ein

Talent für das Kreative hat. Sei es das Malen von Gemälden oder das Schreiben von Texten. Mehr nicht. Als ich der Ärztin nichts entgegnen kann, fragt sie mich nach einer kurzen Pause: „Kann ich mal Ihre Gemälde sehen?"

Daraufhin hole ich mein Handy hervor, gehe auf mein Social-Media-Profil und zeige ihr meine Bilder, die ich veröffentlicht habe. Die Ärztin nimmt mein Handy in die Hand, scrollt durch die Bilder und fängt an zu lächeln.

„Das ist sehr beeindruckend. Ich mag Ihren Stil", sagt sie.

„Das freut mich, dass Ihnen meine Bilder gefallen."

„Ich hoffe sehr, dass Ihre Kreativität nicht abreißt unter den neuen Tabletten, die ich Ihnen verschreibe. Wenn Sie merken, dass Ihre Kreativität nachlässt, melden Sie sich bitte bei mir."

„Das werde ich tun. Machen Sie es gut", sage ich und gehe an der Ärztin vorbei und zur Tür hinaus.

Das Gespräch mit der Psychiaterin hat mir sehr gutgetan. Ich habe ihr die Fragen gestellt, die mich schon längere Zeit beschäftigt haben. Ihre Antworten auf diese Fragen wirken sehr beruhigend auf mich. Vor allem, dass ich trotz meiner Krankheit die Aussicht auf ein normales Leben habe, gibt mir sehr viel Kraft.

Nachdem ich aus dem Arztzimmer hinausgehe,

merke ich, wie mich das Gespräch auf eine gewisse Weise motiviert. Ich fühle eine Motivation, mein Leben in die Hand zu nehmen und gegen die Krankheit anzukämpfen. Egal, wie sehr sie mich auch in die Knie zwingt.

Doch wie ich bereits gelernt habe, sind alle Tabletten mit ihren eigenen Nebenwirkungen verbunden. Nach mehreren Wochen gehen die Trippelschritte und der Bewegungsdrang wieder weg. Jedoch bleiben die starke Energielosigkeit und Müdigkeit erhalten. Die Sprachstörungen, die ich unter den alten Tabletten hatte, sind unter den neuen Medikamenten ebenfalls da. Zusätzlich spüre ich einen großen Heißhunger. Ich esse viel Ungesundes und nehme innerhalb weniger Wochen 20 Kilo zu. Als ich meine Psychiaterin darauf anspreche, sagt sie, dass diese drastische Gewichtszunahme auch für sie besorgniserregend ist. Deswegen schrauben wir immer wieder an der Dosis. So oft wir die Dosierung jedoch ändern, die Nebenwirkungen bleiben erhalten.

Außerdem merke ich, dass die Psychosen zurückkommen. Ich sehe die Gesichter meiner Mitmenschen wieder verzerrt. Auch fange ich an, Stimmen zu hören – ein klassisches Symptom der Schizophrenie. Diese können reichen von leisem Flüstern bis zu lauten Befehlen. In den schlimmsten Fällen höre ich manchmal, wie mir die Stimmen befehlen, vom Balkon unserer WG zu springen. Auch wenn ich mit anderen Menschen Auto fahre und auf dem Beifahrersitz sitze, höre ich, wie mir die Stimmen sagen, aus dem fahrenden Auto zu springen. Autofahrten werden mich für mich zur Hölle – im wahrsten Sinne des Wortes. Wenn ich mit dem Auto fahre, denke ich, ich bin in der Hölle.

Eigentlich hatte ich die Hoffnung, dass die Zusammenarbeit mit meiner Psychiaterin mich auf einen guten Weg bringen würde. Die Wahrheit ist jedoch, dass ich mich so schlecht fühle wie nie zuvor. So gut wie jeden Tag habe ich Psychosen. Regelmäßige Anrufe bei meiner Ärztin und ständige Tablettenumstellungen können dabei nicht wirklich helfen, dass ich wieder gesund werde. Ich bin kurz davor aufzugeben. Die Hoffnung, zu der mich meine Mutter während unseres Spaziergangs ermutigt hat, schwindet immer mehr.

Eines Tages kommt mich Lisa besuchen. Wir gehen zusammen in das Gästezimmer im Haus meines Vaters. Was ich mit ihr zu bereden habe, möchte ich ihr unter vier Augen sagen.

„Ich kann nicht mehr, Lisa", sage ich.

„Du schaffst das. Du darfst die Hoffnung nur nicht aufgeben", antwortet Lisa und rückt ganz nahe an mich heran, um mich zu umarmen.

„Alle Tabletten, die ich bisher genommen habe, sind scheiße“, sage ich. „Bestimmt sind alle Tabletten, die gegen die Krankheit sind, falsch für mich.“

„Es wird bestimmt eine Möglichkeit geben, dass du wieder gesund wirst.“

Dann vergeht ein kurzer Moment, in dem wir beide kein Wort reden. Was ich ihr anschließend sage, geht mir schon länger durch den Kopf. Es ist ein Gedanke, der in mir gewachsen ist, als es mir von Tag zu Tag schlechter gegangen ist.

„Such dir einen anderen, Lisa“, sage ich.

Ein kurzer Moment Stille, in dem Lisa überlegt, was sie mir darauf antworten soll.

„Ich will mir aber keinen anderen suchen.“

„Ich bin nicht der Richtige. Mit mir kannst du keine normale Beziehung führen“, sage ich, „Ich kann ja nicht einmal richtig mit dir reden.“

„Du bist genau der Richtige für mich. Ich will mit dir zusammen sein.“

„Aber ich schaffe das alles nicht. Ich muss so eine Belastung für dich sein.“

„Du bist keine Belastung. Ich habe dich sehr lieb.“

Als Lisa das sagt, rücken wir ganz nah aneinander und küssen uns.

„Ich habe dich auch sehr lieb. Aber das alles ist so anstrengend für mich. Ich sehe keinen Ausweg", sage ich.

Ein kurzer Moment Stille, in dem Lisa überlegt, was sie mir antworten soll. Dann sagt sie: „Vielleicht gibt es einen Weg. Du könntest noch einmal in die Psychiatrie. Nicht in die, in der du wegen deiner Psychosen gewesen bist, sondern in die, in der du vor ein paar Jahren wegen Depressionen gewesen bist", sagt Lisa. „Die haben dich doch damals auch wieder hinbekommen."

Im ersten Moment halte ich nichts von dieser Idee. Ich habe immer noch meinen letzten Krankenhausaufenthalt im Kopf, bei dem ich mich sehr unwohl gefühlt habe. Wirkliche Therapien, die mich hätten weiterbringen können, habe ich auch nicht mitgenommen.

Je mehr ich jedoch über diesen Vorschlag nachdenke, umso besser gefällt er mir. In einer Klinik können die Ärzte hautnah an mir arbeiten. Auf Komplikationen können sie sofort reagieren, anstatt dass ich jedes Mal auf einen neuen Termin mit meiner Psychiaterin warten muss. Außerdem sind die Corona-Maßnahmen zurzeit gelockert. Vielleicht kann ich also in der Klinik wieder Therapien bekommen oder mit einer Psychologin über meine Krankheit reden.

„Alles klar, ich gehe in die Klinik", sage ich schließlich.

Ich erzähle daraufhin meiner Familie von der

Idee. Sie finden den Gedanken sehr gut. Die Psychiatrie hat mir schon einmal wieder in die Spur geholfen. Warum soll das nicht auch ein zweites Mal passieren? Ich lege große Hoffnungen in die Klinik. Nicht zuletzt war das auch der Ort, an dem meine Karriere als Maler begonnen hat. Ich und meine Familie sind sich jedoch in einer Sache einig: So, wie es jetzt ist, kann es nicht weitergehen. Sie machen sich große Sorgen, dass ich mir etwas antue. Vor allem wegen der Stimmen, die ich immer wieder in meinem Kopf höre und die mir schlimme Dinge befehlen. Ein Ort, an dem ich rund um die Uhr von Ärzten und Pflegern beobachtet und gezielt behandelt werde, ist genau das, was ich jetzt gerade brauche.

Doch bevor ich in die Klinik gehe, muss ich eine Sache noch erledigen: Jeden Tag versuche ich so gut es geht an dem Gemälde meiner Schwester weiterzumalen. Es ist eigentlich ein halbes Wunder, dass ich es trotz meines Zustandes schaffe, es fertigzustellen. Nachdem ich das Gemälde fertiggemalt habe, sprühe ich einen Gemälde-Firnis über das Bild, der es vor Staub und anderem Schmutz schützen soll. Er soll dem Bild außerdem einen matten Look geben. Sobald das Gemälde trocken ist, rufe ich meine Schwester an und sage ihr, dass ihr Porträt fertig ist. Am gleichen Tag kommt sie, um es zu sehen. Ich hole es aus dem

Keller und zeige es meiner Schwester, indem ich es langsam in ihre Richtung drehe.

„Wow, das sieht unglaublich aus!", kommt es daraufhin lautstark aus ihr heraus.

„Das hat mich auch einige Nerven gekostet", sage ich ihr.

Ich verbinde viel mit diesem Gemälde. Es war für mich nicht nur Teil meiner zweiten Psychose. Ich habe mir auch erhofft, dass ich durch diese Aufgabe wieder in mein altes Leben zurückkomme. Es ist genau das Erfolgserlebnis, welches ich gebraucht habe, bevor ich in die Klinik gehe. Ich bin sehr stolz darauf, was daraus geworden ist, und freue mich umso mehr, dass Eva das Bild auch gefällt. Ein paar Tage später gehe ich in die Psychiatrie.

12. Dort, wo alles begann

Für mich fühlt es sich fast so an, als würde ich nach Hause kommen. Dort in der Klinik hat alles für mich begonnen. Dort war ich, als ich unter Depressionen gelitten habe. Manche Pfleger des Personals kenne ich noch von meinem ersten Aufenthalt in der Klinik. Sie kennen mich zwar nicht mehr, aber für mich ist es so, als würde ich alte Bekannte wieder treffen, die ich schon lange nicht mehr gesehen habe.

An meinem ersten Tag erwartet mich gleich ein Gespräch mit der Stationsärztin. Ich gehe in das kleine Büro und setze mich an einen Tisch gegenüber der Ärztin.

„Weswegen sind Sie hier, Herr Hohner?“, fragt mich die Ärztin.

„Wegen Schizophrenie“, antworte ich.

„Wie macht sich das bei Ihnen bemerkbar?“

„Ich habe Psychosen und höre manchmal Stimmen.“

„Wie zeichnen sich Ihre Psychosen aus?“

„Ich sehe die Gesichter anderer Menschen verzerrt. Ich habe in meinen Psychosen immer gedacht, sie seien Dämonen.“

„Sehen Sie auch jetzt diese Dämonen?“

„Nein, jetzt gerade nicht.“

Während wir uns unterhalten, kritzelt die Ärztin

Notizen in meine Krankenakte.

„Nehmen Sie Tabletten?“, fragt mich die Ärztin.

„Ja. Aber die Nebenwirkungen schränken mich sehr ein.“

„Was sind das für Nebenwirkungen?“

„Ich fühle mich sehr energielos. Außerdem habe ich manchmal diese Sprachstörungen. Ich habe schon mehrmals mit meiner Psychiaterin die Dosierung geändert. Das hat aber nicht geholfen. Psychosen habe ich trotz der Medikamente auch so gut wie jeden Tag.“

„Ich kann Ihnen andere Tabletten verschreiben.“

„Ich möchte es ehrlich gesagt ohne Tabletten schaffen. Mich haben die Medikamente immer sehr eingeschränkt.“

Als ich das sage, schaut mich die Ärztin fragend an, ehe sie sagt: „Ohne Tabletten funktioniert es nicht.“

„Aber bisher waren alle Medikamente falsch für mich. Ich habe genug von diesen Nebenwirkungen. Vielleicht gibt es andere Strategien, die helfen. Vielleicht kann ich etwas an meinem Verhalten ändern.“

„Wenn Sie keine Tabletten nehmen wollen, dann kann ich nichts für Sie tun.“

Wieder ein Moment Stille. Was soll ich tun? Bisher waren sämtliche Erfahrungen, die ich mit Medikamenten gemacht habe, schlecht. Ich habe gehofft, dass ich in der Klinik vielleicht andere Strategien lernen kann, um mit meiner Krankheit umzugehen. Vielleicht würden mir Gespräche mit Psychologen helfen. Oder das Erlernen von Entspannungsübungen. Stattdessen steht auch hier, in dieser Klinik, vor allem eines im Vordergrund: die Behandlung mit Tabletten. Andererseits möchte ich nicht, dass mich die Ärztin gleich an meinem ersten Tag wieder nach Hause schickt.

„Alles klar, ich nehme die Tabletten", sage ich schließlich und willige ein..

Kurz darauf holt die Ärztin einen Zettel aus ihren Unterlagen, schreibt den Namen des neuen Medikaments darauf und bittet mich zu unterschreiben. Richtig förmlich, denke ich mir. Ich nehme den Stift, den mir die Ärztin reicht, und unterschreibe auf dem Zettel.

„Danke", sagt die Ärztin und entlässt mich wieder auf die Station.

Als ich in den Speisesaal gehe, der zudem als Gemeinschaftsraum gedacht ist, sehe ich, wie in der Ecke ein Patient allein an einem Tisch sitzt. Er sieht so aus, als wäre er ungefähr in meinem Alter. Ich gehe zu ihm und möchte ein Gespräch mit ihm aufbauen. Vielleicht lerne ich ja hier andere Menschen kennen, mit denen ich mich austauschen kann und die ähnliche Erfahrungen gemacht haben wie ich.

„Warum bist du hier?", frage ich den Patienten.

„Wegen Schizophrenie. Und du?"

„Auch wegen Schizophrenie", sage ich, glücklich darüber, dass ich jemanden treffe, der die gleiche Krankheit hat wie ich,

„Welche Psychosen hattest du denn?", frage ich.

„Ich möchte ehrlich gesagt nicht darüber reden", antwortet er.

Ich respektiere das und gehe nicht weiter darauf ein. Stattdessen frage ich: „Wie kommst du mit deinen Tabletten klar?"

„Besser als noch am Anfang. Ich war immer sehr müde, wenn ich meine Tabletten genommen habe."

„So geht es mir auch. Ich bin auch die ganze Zeit müde und energielos."

„Ja, das sind wohl klassische Nebenwirkungen der Tabletten."

„Ich habe manchmal auch diese Sprachstörungen. Hast du das auch?", frage ich.

„Nein, Sprachstörungen habe ich nicht."

„Wie ist es bei dir besser geworden mit der Krankheit?"

„Was mir am meisten geholfen hat, war ehrlich gesagt das EKT."

Das höre ich zum ersten Mal. Deswegen frage ich den Patienten: „Was ist EKT?"

„Das steht für Elektrokonvulsionstherapie. Das

ist eine Therapie, bei der dir Elektroschocks durch den Körper gejagt werden."

Als er das sagt, muss ich sofort an die Szene aus dem Film „Einer flog über das Kuckucksnest" denken. Darin bekommt der Hauptcharakter, der von Jack Nicholson gespielt wird, ebenfalls Elektroschocks durch den Körper gejagt und verkrampft dadurch. Es ist sehr schmerzhaft, diese Szene zu sehen. Mindestens genauso schmerzhaft muss es sein, diese Schocks zu bekommen. Deswegen frage ich: „Tut das nicht weh?"

„Nein, überhaupt nicht. Sie geben dir eine Narkose und du wachst eine halbe Stunde später wieder auf. Du merkst gar nichts von den Schocks", sagt der Patient.

Das klingt für mich im ersten Moment sehr brutal. Ich bin mir nicht sicher, wie eine solche Therapie helfen soll, um mit der Krankheit besser umgehen zu können. Nichtsdestotrotz schildert mir der Patient, wie das die Therapie gewesen ist, die ihm schlussendlich geholfen hat. Vielleicht würde dieses EKT auch bei mir funktionieren, denke ich.

In den darauffolgenden Tagen freunde ich mich immer mehr mit dem Patienten an. Wir gehen jeden Tag zusammen spazieren und unterhalten uns. Es ist schön, jemanden zu treffen, der ähnliche Erfahrungen gemacht hat wie ich. Er gibt mir auf eine gewisse Weise Mut, dass ich es auch schaffen kann, ein normales Leben mit der Krankheit führen zu können.

Anders als bei meinem letzten Aufenthalt in einer Psychiatrie finden hier die verschiedenen Therapien statt. Was mir auch sehr am Herzen liegt, ist die Tatsache, dass es regelmäßig die Ergotherapie gibt. Dort kann ich endlich wieder malen und meine Kunstwerke anderen Menschen präsentieren.

An meinem ersten Tag erzähle ich den Therapeuten der Ergotherapie meine Geschichte über meine Psychosen. Angefangen mit der Ausstellung in Florenz. Aufmerksam hören die Therapeuten zu. Ich merke, dass sie die Geschichte faszinierend finden. Dreimal pro Woche besuche ich die Ergotherapie, um weiter an meinen Bildern zu malen. Ich male während dieser Zeit in einem anderen Stil, als ich es sonst gewohnt bin. Normalerweise habe ich immer realistische schwarz-weiße Porträts gemalt. Während der Ergotherapie male ich hingegen mit sehr viel Farbe und zudem spontaner und expressiver. Ich möchte in erster Linie Spaß haben. Nicht, dass Porträts malen keinen Spaß macht, aber ich möchte mich während der Therapie nicht strikt an die Vorgaben einer Vorlage halten, sondern mit mehr kreativer Freiheit arbeiten. Während ich in der kleinen Werkstatt der Ergotherapie aus weißen Leinwänden farbenfrohe Kunstwerke fertige, merke ich, wie die Therapeuten und die anderen Mitpatienten mir gespannt über die Schulter schauen. Als mein erstes Bild fertig ist, fragt mich eine Mitpatientin: „Wow, hast du das gemalt?“

„Ja, das ist mein Gemälde“, antworte ich.

Es ist ein Bild von der Stadt New York. Als ich am nächsten Tag die Werkstatt betrete, sehe ich, wie mein Bild an einer Wand in der Nähe des Eingangs hängt. Es ist das Erste, was man sieht, sobald man den Therapieraum betritt.

„Wir dachten, dass es so von mehr Personen gesehen werden kann“, meint einer der Therapeuten, der das Bild aufgehängt hat.

Es freut mich sehr, dass den Patienten und den Therapeuten mein Bild gefällt. Als ich mit meinem New-York-Bild fertig bin, beschließe ich, Florenz zu malen. Ich male die berühmte Kathedrale und die umliegenden Gebäude, aus einer Position, an genau der ich und meine Freunde vor ein paar Monaten ebenfalls standen und Florenz gesehen haben. Auch bei diesem Bild verwende ich viel Farbe und versuche, meiner Kreativität freien Lauf zu lassen. Sorgfältig arbeite ich jedes Fenster, jedes Dach und jede Wand heraus. Es hat sich viel verändert, seitdem ich das letzte Mal in dieser Klinik in Behandlung gewesen bin. Zu diesem Zeitpunkt war ich noch ein Anfänger, was das Malen angeht. Jetzt, mehrere Jahre und circa hundert Gemälde später, weiß ich, wie ich Kunstwerke anfertigen muss. Als das Bild fertig ist, schauen es sich die Therapeuten und die anderen Mitpatienten an.

„Das sieht toll aus", schwärmt einer von ihnen.

„Ich mag, wie farbenfroh das Gemälde ist", sagt ein anderer.

Ich genieße es, die verschiedenen Komplimente zu bekommen. Ich mag es, wie sie meinen Kunststil bewundern. Ich hingegen muss nur an eines denken, wenn ich mir das Bild betrachte: „Dort hat für mich alles angefangen", sage ich.

Abgesehen von der Ergotherapie habe ich noch weitere Therapien. Ich habe eine eigene Psychologin, die mich während meines Klinik-Aufenthaltes behandelt und begleitet. Anders als in der anderen Klinik habe ich hier jemanden, mit dem ich über meine Probleme reden und von dem ich nützliche Tipps bekommen kann.

Bei unserem ersten Gespräch möchte mich die Psychologin zunächst besser kennenlernen. Sie möchte meine Geschichte mit der Krankheit erfahren und wissen, wie alles angefangen hat. Also erzähle ich ihr von Florenz und der Ausstellung. Und von den verschiedenen Krankenhausaufenthalten. Ich erzähle ihr, dass ich trotz der

Medikamente wieder Psychosen bekommen habe und mich durch die Nebenwirkungen eingeschränkt fühle.

Deswegen habe ich mich dazu entschieden, mich noch einmal in einer Klinik behandeln zu lassen.

Die Psychologin hört sich aufmerksam meine Geschichte an. Als ich damit fertig bin, schaut sie mich für ein paar Momente ruhig an, ehe sie sagt:

„Kann ich mal Ihre Bilder sehen?"

Ich hole daraufhin mein Handy heraus und zeige ihr meine Gemälde.

„Das ist wirklich beeindruckend", sagt die Psychologin schließlich. „Ihre Geschichte klingt auch sehr interessant."

Dann gibt sie mir wieder mein Handy in die Hand und schaut mich unverwandt an. „Haben Sie schon einmal von dem Vulnerabilitäts-Stress-Modell gehört?"

Ich schüttle mit dem Kopf. Die Psychologin dreht sich daraufhin mit dem Stuhl um und wendet sich zu ihrem Arbeitsplatz. Aus einer Schublade holt sie ein Blatt Papier und legt es zu mir an den Platz. Darauf zu sehen sind zwei Wassergläser, die unterschiedlich gefüllt sind.

„Dieses Modell zeigt, warum manche Menschen an Schizophrenie erkranken und manche nicht", sagt die Psychologin und deutet auf eines der Wassergläser, „Manche Menschen haben einen dünnen Boden und eine hohe Stressresistenz." Dann zeigt die Psychologin auf das zweite Wasserglas. „Andere Menschen haben wiederum einen dickeren Boden. Bei ihnen ist das Glas schneller voll, wenn sie Stress ausgesetzt sind. Wenn zu viel Stress da ist oder wenn die Person schlecht geschlafen hat, läuft das Glas über. Das Resultat ist eine Psychose, wie Sie sie schon erlebt haben."

„Und was kann ich dagegen tun, wenn ich merke, dass das Glas voll wird?", frage ich die Psychologin.

Daraufhin nimmt sie das Blatt in die Hand, dreht es um und zeigt mir die Rückseite. „Diese Punkte helfen Ihnen, damit umzugehen, wenn Sie merken, dass sich eine Psychose ankündigt", sagt die Psychologin. Nacheinander gehen wir die einzelnen Punkte durch.

„Sie können Entspannungsübungen machen, wie zum Beispiel Progressive Muskelentspannung oder Achtsamkeitsübungen", fängt die Psychologin an.

„Hilft Meditation auch?", frage ich.

„Meditation ist sogar sehr hilfreich, um das Stressniveau wieder zu senken", entgegnet die Psychologin.

Dann deutet sie auf den nächsten Punkt, der auf dem Blatt steht, und sagt: „Ebenfalls sehr wichtig ist das Gespräch mit anderen Menschen. Wenn Sie merken, dass sich eine Psychose ankündigt, hilft es manchmal, einfach nur mit anderen Menschen darüber zu reden."

Ich höre der Psychologin aufmerksam zu. Endlich sagt mir jemand, welche Strategien gegen Psychosen helfen.

„Haben Sie Menschen, mit denen Sie reden können?", fragt mich die Psychologin.

Ich gehe in meinem Kopf die Menschen durch, die mir am meisten am Herzen liegen. Lisa schießt mir sofort in den Kopf. Sie hat mich während meiner ganzen Zeit, die ich mit der Krankheit verbracht habe, immer unterstützt. Mit ihr kann ich über alles reden, vor allem, wenn es mir nicht gut geht.

Meine Familie gehört auch zu den Menschen, mit denen ich über alles reden kann. Mein Papa, meine Mama, meine Schwestern. Dann noch meine besten Freunde Tim und Awais.

„Ja, ich habe Menschen, mit denen ich reden kann", antworte ich.

„Das freut mich sehr", sagt die Psychologin. Dann deutet sie auf den letzten Punkt, der auf dem Papier steht. „Das Wichtigste ist aber, dass Sie konsequent Ihre Tabletten nehmen."

Sofort schießt mir das Gespräch mit der Ärztin in den Kopf, welches ich an meinem ersten Tag in der Klinik geführt habe. Auch sie hat gesagt, dass ohne Medikamente ein normales Leben nicht möglich ist.

„Das habe ich schon gemerkt. Als ich meine Tabletten selbstständig abgesetzt habe, hat es nicht lange gedauert und ich habe wieder eine Psychose bekommen“, sage ich.

„Sie dienen gewissermaßen als Regenschirm oder Schutz, damit das Glas nicht überläuft, um bei diesem Bild zu bleiben“, sagt die Psychologin.

Mit diesem Vulnerabilitäts-Stress-Modell hat mir die Psychologin sehr geholfen, damit ich meine Krankheit besser verstehen kann. Als wir alle Punkte durchgegangen sind, die dazu beitragen, das Glas nicht überlaufen zu lassen, verabschiede ich mich von der Psychologin und gehe nach draußen auf das Gelände der Klinik. Es besteht aus mehreren Gebäudekomplexen, in denen die verschiedenen Therapien stattfinden. Diese sind durch Straßen und Wege miteinander verbunden. Generell ist die Klinik sehr abgeschottet von umliegenden Städten und bildet gewissermaßen eine eigene Insel, die inmitten der Natur angelegt ist.

So gut wie jeden Tag gehe ich draußen auf dem Gelände spazieren oder laufe an kleinen, künstlich angelegten Seen und Bächen vorbei. Ich genieße es, draußen zu sein und die Natur genießen zu können. Manchmal höre ich einfach den Vögeln beim Zwitschern zu. Oder ich höre über mein

Handy Musik, die über Kopfhörer in meine Ohren dringt. Wenn ich motiviert werden will, höre ich Rockmusik. Wenn ich beruhigt werden will, höre ich sanfte Balladen oder klassische Stücke. Auf den meisten meiner Spaziergänge höre ich jedoch Lieder der Band ABBA. Irgendwie machen mich die Lieder dieser Band glücklich und sorgen bei mir für gute Laune. Insbesondere das Lied „Super Trouper" hat es mir angetan, von dem ich fast den ganzen Text mitsingen kann. Es gibt diese eine Liedzeile in „Super Trouper", die mir am meisten gefällt. Sie beschreibt ziemlich genau meine Situation, in der ich mich gerade befinde. Sie lautet: „There are moments when I think I'm going crazy, but it's gonna be alright."

Für mich gibt es auch Momente, in denen ich glaube, dass ich verrückt werde. Trotzdem denke ich, dass am Ende bestimmt alles wieder gut werden wird. Zwar handelt das Lied von Liebe und wie man regelrecht verrückt wird, wenn man jemanden von ganzem Herzen liebt, aber warum soll ich als Schizophrenieerkrankter nicht meine eigene Geschichte in das Lied reininterpretieren? Zumal ich während meiner Krankheit nicht selten als verrückt oder wahnsinnig abgestempelt worden bin.

Eines Tages, in meiner ersten Woche in der Klinik, bin ich mit meinem Zimmernachbarn in unserem Raum. Wir sitzen an dem Tisch in der Ecke des Zimmers. Während wir uns unterhalten, fange ich plötzlich an, sein Gesicht verzerrt zu sehen – ein klares Merkmal für eine neue Psychose. Die Menschen um mich herum sind wieder Dämonen. Ich bin mir in dem Moment bewusst darüber und kann meinen Zimmernachbarn darauf hinweisen. Er bittet mich, mich sofort an eine Pflegerin zu wenden. Ich verlasse unser Zimmer und gehe zum Stationszimmer, in dem sich die Krankenschwestern aufhalten.

„Ich sehe wieder Dämonen“, sage ich zu den Schwestern.

Die Pfleger schauen mich fragend an. Obwohl ich mich eigentlich auf der Psychose-Station befinde und die Pfleger mit Sicherheit schon Menschen gesehen haben, die das Gleiche haben wie ich, sagt eine von ihnen: „Lass die Spinnerei.“

„Ich spinne nicht. Ich habe eine Krankheit“, entgegne ich schroff.

„Wenn du so weitermachst, kommst du auf die Geschlossene.“

„Ich will aber nicht auf die Geschlossene.“

In der Zwischenzeit ist eine der Pflegerinnen in das Zimmer der Ärztin gegangen und hat sie geholt. Als die Ärztin in das Stationszimmer kommt, schaut sie mich genauso fragend an wie die Krankenschwestern.

„Was ist los?", fragt mich die Ärztin.

„Ich sehe wieder verzerrte Gesichter", antworte ich.

Während ich das sage, kommen die Sprachstörungen aus mir heraus, um die ganze Situation noch schlimmer für mich zu machen.

„Ich mache mir große Sorgen um Sie", sagt die Ärztin.

Ich will nicht, dass sich die Ärztin Sorgen um mich macht. Ich will, dass sie mir hilft, denke ich.

„Es ist vielleicht besser, wenn wir Sie auf die Geschlossene verlegen", sagt die Ärztin nach kurzer Überlegung.

In diesem Moment denke ich nur, warum ich auf die Geschlossene verlegt werden muss, wenn ich eine Psychose auf genau der Station habe, die für Psychosen spezialisiert ist. Warum werde ich jetzt regelrecht abgeschoben?

„Wieso schicken Sie mich auf die Geschlossene?", frage ich.

„Die können Ihnen dort besser helfen", sagt die Ärztin nur.

Ich muss mich wohl dem Willen der Ärztin beugen. Daraufhin gehe ich in mein Zimmer und packe meine Sachen, die ich auf die geschlossene Station mitnehmen will. Als ich damit fertig bin, verlasse ich mein Zimmer und treffe den Mitpatienten, mit dem ich mich in den vergangenen Tagen angefreundet habe. Er schaut mich an und sagt: „Ich habe gesehen, was passiert ist."

„Sie schicken mich auf die Geschlossene", sage ich.

„Ich war da auch schon", sagt er und umarmt mich zum Abschied. „Alles wird gut."

Anschließend begleitet mich eine Krankenschwester auf die geschlossene Station. Dort angekommen, gibt sie den Pflegern meine Krankenakte. Ich stehe währenddessen unbeteiligt daneben. Ich sage kein Wort und weiß nicht, was gerade passiert. Immer noch bin ich desorientiert von der Psychose, die ich gerade erlebt habe. Nach einer Weile kommt die zuständige Stationsärztin zu mir und fragt mich direkt: „Sie hatten eine Psychose, oder?"

„Ja", antworte ich.

„Haben Sie jetzt auch noch diese Halluzinationen?"

„Nein, ich habe jetzt keine mehr."

„Wir müssen die Dosierung Ihrer Tabletten ändern."

Dann fällt mir das erste Gespräch ein, welches ich mit meinem Freund hier in der Klinik geführt habe. „Ich möchte gerne, dass Sie an mir ein EKT durchführen", schlage ich vor.

Die Ärztin schaut mich einen Moment schweigend an. Dann sagt sie: „Das EKT ist die allerletzte Lösung, wenn alles andere nicht funktioniert."

„Ich habe aber gehört, dass das EKT sehr gegen Psychosen helfen soll. Ich will das wenigstens einmal ausprobieren."

„Wie gesagt, das ist das letzte Mittel, zu dem wir greifen", wiederholt die Ärztin.

Ich gehe enttäuscht auf mein Zimmer, welches mir eine Krankenschwester zeigt. Dort lerne ich meinen neuen Zimmernachbarn kennen. Wir reden nur kurz miteinander. Auch in den nächsten Tagen unterhalten wir uns wenig. Ich ziehe mich mehr und mehr von Gesprächen zurück. Ich will nicht, dass andere Menschen meine Sprachstörungen hören.

Viele Nächte liege ich wach im Bett und starre an die Decke meines Zimmers. Währenddessen schläft mein Zimmernachbar schon tief und fest. In meinem Kopf hingegen schwirren immer wieder die gleichen Gedanken hin und her. Ich frage mich, ob ich das alles schaffen werde. Nichts hat mir bisher geholfen. Alles, was mir die Ärzte verschrieben haben, hat meinen Zustand nur schlimmer gemacht. Und das, was mir vielleicht helfen könnte, das EKT, ist nur die letzte Lösung. Wie lange wollen die Ärzte noch warten, bis sie mir diese Therapie geben? Würden sie das EKT überhaupt an mir durchführen?

Während meines Aufenthaltes auf der Geschlossenen habe ich fast jeden Tag Psychosen. Auch höre ich Stimmen. Manchmal leises Flüstern. Manchmal Befehle, die mir sagen, ich soll beispielsweise aus dem Fenster springen. Das sage ich jedem Arzt, der zur Visite in mein Zimmer kommt. Immer wieder bitte ich um das EKT. Wenn ich hartnäckig danach frage, geben mir die Ärzte vielleicht diese Therapie. Doch jedes Mal bekomme ich die gleiche Antwort: „Wir sind noch nicht so weit. Wir müssen noch andere Sachen ausprobieren."

Aber so oft sie auch an meinen Tabletten schrauben, an meinem Zustand ändert sich nichts. Zwei Monate verbringe ich auf der Geschlossenen. Von Tag zu Tag geht es mir schlechter. Auch darf ich die Station nicht verlassen. Ich darf keine Spaziergänge im Freien unternehmen, bei denen ich vielleicht auf andere Gedanken kommen kann. Oder mich auf eine Bank setzen und die Natur genießen. All das ist auf der Geschlossenen nicht erlaubt. Ich sehe immer die gleichen Gänge, das gleiche Zimmer und die gleichen Menschen, die mit mir auf der Station sind. Jeden Tag sehen die gleichen Menschen meine Psychosen. Ich denke, dass sie mich wahrscheinlich für verrückt halten. Der, der Stimmen hört, das bin ich für die anderen Patienten. Die einzige Abwechslung, die ich habe, sind die Besuche meiner Familie, meiner Freunde und Lisa. Aber auch während dieser Besuche habe ich wieder diese Sprachstörungen. Ich kann mich kaum mit meinen Liebsten austauschen, sondern sitze meistens nur schweigend neben ihnen. Das Einzige, was immer wieder aus mir herauskommt, ist: „Sie machen immer noch kein EKT bei mir."

„Du brauchst einfach nur Geduld. Dir wird bestimmt geholfen."

Es ist schön, dass sie immer noch so optimistisch bleiben. Bei mir jedoch schwindet der Optimismus mit jedem vergangenen Tag.

Doch eines Tages, als ich schon beinahe die Hoffnung aufgegeben habe, kommen Ärzte, Pfleger und Psychologen zur Visite in mein Zimmer. Der Arzt setzt sich gegenüber von mir an den Tisch, der im Zimmer steht. Er legt seine Unterlagen darauf ab und öffnet meine Krankenakte. Dann schaut er mir in die Augen und sagt: „Wir haben als Team besprochen", setzt er an und blickt in die Runde, „dass wir ein EKT bei Ihnen durchführen werden."

Endlich hat das Warten ein Ende, denke ich.

„Das klingt gut", antworte ich.

„In zwei Tagen führen wir die Therapie durch", sagt der Arzt und verlässt mit seinem Team das Zimmer.

Am Tag des EKTs muss ich meine Kleidung ausziehen und dafür einen Kittel tragen, der mir bis zu den Füßen reicht. Außerdem darf ich am gleichen Tag vor dem Eingriff nichts essen. Das Frühstück fällt somit aus für mich. Dann lege ich mich entspannt auf mein Bett und warte.

Wenig später kommen zwei Pfleger in mein Zimmer, entsperren die Bremsen meines Bettes und fahren mich einen langen Gang entlang in ein anderes Gebäude. Dort warten schon weitere Pfleger auf mich. Sie stechen mir mit einer Nadel in die Hand und legen einen Zugang. Dadurch soll das Narkosemittel in meinen Körper gelangen. Ein Arzt kommt zu mir ans Bett und fragt, ob alles bei mir in Ordnung ist.

„Mir geht es gut", antworte ich.

„Dann können wir gleich loslegen", sagt der Arzt.

Als wäre das ihr Stichwort, fahren mich zwei Pfleger in einen anderen Raum, in dem verschiedene Messgeräte und Lampen stehen. Es ist sehr hell hier drin. Außerdem piepen die Geräte dauerhaft vor sich hin. Eine Schwester stellt sich zu mir ans Bett.

„Haben Sie auch nichts gegessen und getrunken?", fragt sie mich.

„Ich bin nüchtern", antworte ich.

Daraufhin nimmt sie eine Spritze, sticht damit in

meinen Zugang an der Hand und flößt mir langsam das Narkosemittel ein.

„Gleich werden Sie ganz ruhig schlafen", sagt die Schwester.

Ihre Worte werden für mich immer leiser. Auch die restlichen Geräusche im Raum klingen für mich so, als würden sie von immer weiter wegkommen. Das Piepen der Geräte verschwindet langsam. Ich höre stattdessen ein leichtes Dröhnen in meinem Kopf. Dann schließe ich wenige Sekunden später die Augen. Ich schlafe tief und fest. Das EKT kann beginnen.

Ich bekomme vom eigentlichen Eingriff nichts mit. Die Narkose versetzt mich in einen tiefen Schlaf. Einen Schlaf, aus dem

ich ungefähr eine halbe Stunde später wieder aufwache. Genauso, wie es mein Mitpatient beschrieben hatte. Als ich langsam meine Augen wieder öffne, liege ich in einem anderen Raum als noch während des EKTs. Neben mir steht ein Pfleger, der mir seine Hand entgegenstreckt und mir einen Daumen nach oben zeigt.

„Willkommen zurück", sagt er.

So ganz wieder da bin ich allerdings noch nicht. Ich merke, wie ich immer noch desorientiert und benommen bin. Aber es dauert nicht lange und ich bin wieder bei vollem Bewusstsein. Davon, dass vor wenigen Minuten noch Elektroschocks durch meinen Körper gejagt wurden, merke ich nichts. Außer leichten Kopfschmerzen ist es so, als wäre nichts passiert. Ich zeige dem Pfleger auch einen Daumen nach oben und grinse.

Als ich wieder ganz bei mir bin, fahren mich zwei Arzthelferinnen in mein Zimmer. Dort ziehe ich den Kittel aus und schlüpfe wieder in meine Klamotten. So schlimm, wie ich es mir ausgemalt habe, war es nicht. Das EKT ist gut verlaufen, denke ich. Hoffentlich wird es mir auch auf lange Sicht helfen.

Während meines Aufenthaltes in der Klinik muss ich den Eingriff insgesamt elf Mal durchlaufen. Seitdem die Ärzte das EKT bei mir durchgeführt haben, habe ich keine Psychosen mehr. In dieser Hinsicht hat die Therapie angeschlagen. Nach einer weiteren Tablettenumstellung gehen auch die Sprachstörungen weg. Ich merke nichts mehr von den Nebenwirkungen und fühle mich rundum wohl. Nach meinem letzten EKT ist noch einmal Visite bei der Stationsärztin.

„Wie geht es Ihnen jetzt, Herr Hohner?", fragt mich die Ärztin.

„Mir geht es sehr gut. Ich merke, wie das EKT mir dabei hilft, keine Psychosen mehr zu haben", antworte ich.

„Für viele Patienten ist das EKT das, was sie brauchen, um wieder gesund zu werden."

„Ich bin sehr dankbar dafür. Mir geht es erst dadurch wieder gut. Ich weiß nicht, was ich ohne die Therapie gemacht hätte."

„Die Pfleger und ich haben gemerkt, dass Sie vorher sehr unter den Psychosen und den Sprachstörungen gelitten haben. Umso mehr freut es mich, dass wir etwas gefunden haben, wodurch es Ihnen besser geht."

Dann schaut die Ärztin in ihre Unterlagen. Sie blättert durch meine Krankenakte, wahrscheinlich, um zu sehen, wie ich mich während des Aufenthaltes entwickelt habe. Dann schaut sie mich wieder an und sagt: „Dann können wir ja über eine Entlassung reden".

Als sie das sagt, merke ich, dass diese Zeit in der Klinik schließlich vorbei ist und ich bereit bin, mein Leben wieder aufzunehmen.

„Das klingt gut", sage ich zum Vorschlag der Ärztin.

„Viel Erfolg mit Ihrer Kunst", sagt die Ärztin und verabschiedet sich von mir.

„Die Kunst hat mich wahrscheinlich erst in die Klinik gebracht."

Wir beide lachen.

„Aber ich hoffe, Sie werden trotzdem weiter malen", entgegnet die Ärztin.

„Natürlich, das ist meine Leidenschaft", sage ich.

Ein paar Tage nach diesem Gespräch findet die Entlassung statt. Ich habe meine Sachen gepackt, sitze auf einem Sessel im Aufenthaltsraum und warte darauf, dass die Ärztin meinen Entlassungsbrief fertig schreibt. Währenddessen lasse ich die letzten zwei Monate noch einmal Revue passieren. Es war die richtige Entscheidung, diesen Schritt zu wagen und mich noch einmal in einer Klinik behandeln zu lassen. Ich bin nicht nur mit meiner Tabletteneinstellung zufrieden, sondern ich freue mich auch, eine wirksame Therapie wie das EKT gefunden zu haben. Während ich so im Aufenthaltsraum sitze und glücklich darüber bin, dass auch dieses Kapitel zu Ende ist, kommt eine Pflegerin mit einem Brief in der Hand zu mir und sagt: „Ihr Arztbrief ist fertig.“

Ich nehme den Brief entgegen, stehe von meinem Sessel auf und verlasse mit meinen Sachen die Klinik. Auf dem Parkplatz wartet Lisa auf mich, die mich sofort in den Arm nimmt, als ich zu ihr gehe. Dann küsst sie mich und sagt: „Ich habe dich vermisst.“

„Ich habe dich auch vermisst“, entgegne ich und fahre mit ihr nach Hause.

13. Das Beste, was mir passieren konnte

Zehn Monate sind seit der Ausstellung in Florenz vergangen. Zehn Monate, in denen mich der Wahnsinn buchstäblich in die Hölle geschickt hat. Zehn Monate, in denen ich von einer Klinik zur nächsten gegangen bin. Nun hat mein Leiden ein Ende.

Als ich wieder zuhause bin in meiner WG, bringe ich meine Sachen in mein Zimmer und packe aus. Ich habe auch einen Ordner mit vielen Unterlagen, die ich in der Klinik angesammelt habe. Unterlagen, die mir dabei helfen sollen, meine Krankheit besser zu verstehen. Sie dienen mir als Erinnerung an die Zeit in der Klinik, die mich, wenn ich sie durchlese, wieder an meinen Aufenthalt erinnern und mir vor Augen führen sollen, wie weit ich gekommen bin. Von Trippelschritten und Sprachstörungen, über Dämonen und die Hölle bis zu diesem Zeitpunkt: ein Neuanfang für mein weiteres Leben. Lisa ist bei mir und hilft mir beim Auspacken. Als wir damit fertig sind, umarmen wir uns innig und küssen uns.

„Ich bin so froh, dass du wieder da bist“, sagt Lisa.

„Ich bin auch sehr froh, wieder bei dir zu sein“, antworte ich.

Es ist schön, wieder bei Lisa zu sein. Jetzt kann

unsere gemeinsame Zukunft beginnen. Durch meine Erkrankung sind wir als Paar zusammengewachsen. Diese schlimme Zeit hat uns zusammengeschweißt und uns gezeigt, was wir aneinander haben.

Ich bin sehr froh, dass ich jemanden wie Lisa gefunden habe, die mich auf dieser Reise begleitet. Keine Minute ist sie von meiner Seite gerückt. Auch wenn sie nicht immer körperlich bei mir war, aber geistig war sie stets da. Ich habe immer gewusst, dass Lisa da ist und an mich denkt. Und das ist die beste Unterstützung.

Eigentlich war Florenz das Beste, was mir passieren konnte, denke ich. Dadurch ist meine Familie wieder zusammengewachsen.

Ich weiß auch, wer meine Freunde sind und auf wen ich zählen kann. Und ich habe mich in Lisa verliebt.

„Ich liebe dich", sage ich.

„Ich liebe dich auch", entgegnet Lisa.

14. Abschließende Gedanken

Schizophrenie ist eine Krankheit, über die in der Gesellschaft noch immer viele Missverständnisse herrschen. Ein Missverständnis ist die Tatsache, dass Schizophrenie etwas mit einer gespaltenen Persönlichkeitsstörung zu tun hat. Diese Vorstellung hat sich auch in der Sprache etabliert. Im Englischen gibt es den Ausdruck „having a schizi day". Dies beschreibt einen Tag, der von Höhen und Tiefen durchzogen ist. Zuerst spät aufstehen beispielsweise, dann einen Streit mit dem besten Freund oder der besten Freundin haben, dann eine gute Note in einer Klausur bekommen, bevor wieder etwas zu Bruch geht. Das ist ein „schizi day". Die Tage, die ich nach der Ausstellung in Florenz erlebt habe, kann man theoretisch auch als „schizi days" beschreiben, jedoch verdeutlicht dies nicht, was die Krankheit in ihrem Kern ausmacht.

Schizophrenie setzt sich zusammen aus positiven und negativen Symptomen. Die positive Symptomatik hat allerdings nichts damit zu tun, dass sie gut ist. Vielmehr sind positive Symptome Aspekte, die bei gesunden Menschen nicht auftreten. Dazu gehören beispielsweise Wahnvorstellungen, die sich in Form von Psychosen ausdrücken. Die negativen Symptome hingegen sind Qualitäten, die bei gesunden Menschen auftreten, welche jedoch bei an Schizophrenie erkrankten Menschen in abgeschwächter Form oder gar nicht vorhanden sind. Dazu gehören beispielsweise Antriebslosigkeit, reduzierter Ausdruck, Affektverflachung, Freudlosigkeit und Depressionen.

Ein weiteres Missverständnis ist die Annahme, dass Schizophrenie etwas mit Gewalttätigkeit zu tun hat. Ein Schizophrenie-Erkrankter sei demzufolge jemand, der zu Gewalttaten neigt. In Wirklichkeit ist jedoch meist das Gegenteil der Fall. Schizophrenie-Kranke sind nicht selten die Opfer von Gewalt, da ihre Symptome von anderen Menschen missverstanden werden. Sie werden für wahnsinnig und verrückt gehalten. Ihr Verhalten gilt als nicht akzeptiert in der Gesellschaft. Es herrscht immer noch ein großes Stigma über diese Krankheit. Die Betroffen sprechen demzufolge ungern über ihre Symptome, aus Angst, wie andere Menschen darauf reagieren. Als Resultat schließen sich die Erkrankten immer mehr aus, isolieren sich und meiden einen offenen Dialog über ihre Krankheit. Andere psychische Erkrankungen wie Depressionen sind auf dem Weg, in der Gesellschaft anerkannter zu werden. Bei Schizophrenie ist dieser Punkt jedoch noch nicht erreicht. Und dabei ist es so wichtig, über diese Krankheit zu reden und den Betroffenen den Mut zu geben, dass sie nicht allein sind. Nur so kann dieses Stigma durchbrochen werden. Genauso wie die Annahme, dass Schizophrenie-Kranke schlicht verrückt und wahnsinnig sind.

Während ich diese letzten Zeilen meines Buches schreibe, höre ich das Lied „The Start of Things" vom berühmten Filmkomponisten Trent Reznor. Es ist ein subtiles Klavierstück, welches perfekt dafür geeignet ist, während dessen zu arbeiten. Für mich ist Florenz in gewisser Hinsicht auch wie ein Neuanfang gewesen. Ich habe viel durch meine Krankheit gelernt und bin sehr daran gewachsen. Auch in meiner Beziehung zu meinen Liebsten hat sich viel verändert. Jeder, der mich auf meinem Weg durch die Krankheit begleitet hat, ist näher zusammengerückt. Während ich dieses Buch schreibe, sehe ich, wie weit ich gekommen bin. Von Psychosen, über einschränkende Nebenwirkungen und diverse Klinikaufenthalte bis zu einem Punkt, an dem ich sagen kann, dass ich ein normales Leben führen kann. Und dafür bin ich sehr dankbar.